PRAXIS ideen

Schriftenreihe für Bewegung, Spiel und Sport

Bewegungskompetenzen

# Ausdauertraining in Schule und Verein

Kuno Hottenrott / Thomas Gronwald

hofmann.

**Bibliografische Information der Deutschen Nationalbibliothek**
Die Deutsche Nationalbibliothek verzeichnet diese Publikation in der Deutschen Nationalbibliografie; detaillierte bibliografische Daten sind im Internet über http://dnb.d-nb.de abrufbar.

Bestellnummer 0381



Erschienen als Band 38
der PRAXISIDEEN – Schriftenreihe für Bewegung, Spiel und Sport.

Grafik, Layout und Satz: KHC-Design

Druck und Verarbeitung: Druckerei Djurcic, Schorndorf
Printed in Germany · ISBN 978-3-7780-0381-7

# INHALT

# Kapitel 1

# Ausdauer

# 1 Ausdauer

Sich vielseitig bewegen und dabei unterschiedliche Bewegungserfahrungen sammeln, die Bewegungskoordination verbessern und mehr Bewegungssicherheit erlangen sind wesentliche Aufgaben der motorischen Förderung von Heranwachsenden. Einen zu frühen Beginn gibt es hierbei nicht. Wie sieht es aber speziell mit der Ausdauer aus? Ist eine Ausdauerschulung oder ein systematisches Ausdauertraining bereits für Kinder sinnvoll? Was ist zu beachten, um die Ausdauer bei Kindern und Jugendlichen optimal zu fördern und sie aber nicht zu überfordern. Welche Voraussetzungen bringen Kinder für ein Ausdauertraining mit? Wie kann ich Kinder motivieren, sich ausdauernd zu beanspruchen und dabei Spaß zu haben? Welche Übungsformen bieten sich für den Schulsportunterricht und für den Vereinssport an? Ist ein effektives Ausdauertraining in der Schule überhaupt möglich? Können die geforderten Lernziele erreicht werden? Welche Rolle spielt der fächerübergreifende Unterricht? Wie sind die Probleme der Motivation zu lösen? Muss der Schulsport anders organisiert werden? Diese und weitere Fragen sollen in diesem Buch *„Ausdauertraining in Schule und Verein“* thematisiert werden.

**Was verstehen wir unter Ausdauer?**

Im alltäglichen Sprachgebrauch versteht man unter Ausdauer das Durchhaltevermögen bei einer bestimmten Aufgabe. Im Sport ist die Ausdauer eine grundlegende motorische (konditionelle) Fähigkeit. Weitere konditionelle Fähigkeiten sind Kraft, Schnelligkeit und Beweglichkeit. Hat die Ausdauer Einfluss auf diese konditionellen Fähigkeiten, dann entstehen Mischformen wie Kraftausdauer, Schnelligkeitsausdauer, Sprintausdauer oder Schnellkraftausdauer.

**Was ist Ausdauer?**

Ein gemeinsames Merkmal der Ausdauer ist die Widerstandsfähigkeit des Sportlers bei beginnender Ermüdung und die verbesserte Erholungsfähigkeit nach sportlichen Belastungen. Je höher die Intensität einer sportlichen Belastung ist, desto früher tritt die Ermüdung auf. Das Ziel des Ausdauertrainings ist es, die Ermüdung hinauszuzögern und eine Leistung oder Geschwindigkeit möglichst lange ohne Unterbrechung durchzuhalten bzw. aufrechtzuerhalten. Deshalb wird die Ausdauer vielfach mit dem Begriff *Ermüdungswiderstandsfähigkeit* charakterisiert.

Mit der Zunahme der Ausdauerfähigkeit verbessert sich das *Erholungsverhalten*. Aus einem verbesserten Erholungsverhalten ist daher auch auf eine erhöhte Ausdauerfähigkeit zu schließen. Ein weiteres Merkmal der Ausdauer im Sport ist die kontinuierliche Beanspruchung des Energiestoffwechsels. Insofern scheint es gerechtfertigt, die Ausdauer auch als eine *energetische Fähigkeit* zu kennzeichnen, gleichwohl die Ausdauerleistung nicht allein aus der Nutzung der zur Verfügung stehenden Energie bestimmt wird, sondern von einer Vielzahl von Faktoren beeinflusst wird (Abb. 1). Aus diesen Vorbemerkungen wird die Komplexität des Ausdauerbegriffs deutlich.

**Definition**

Die Ausdauer ist eine konditionelle Fähigkeit, die eine belastungsadäquate Energieversorgung des Organismus sichert, ermüdungsbedingte Leistungs- oder Geschwindigkeitsabnahmen bei sportlichen Belastungen verzögert und Einfluss auf die Erholungsfähigkeit nimmt.

**Welche Faktoren bestimmen die Ausdauerleistung im Sport?**

**Faktoren der Ausdauerleistung**

Jede sportliche Ausdauerleistung ist komplexer Natur und wird von einer Vielzahl allgemeiner und spezifischer Faktoren bestimmt (Abb. 1). Unmittelbaren Einfluss haben der Ausdauertrainingszustand, der Wirkungsgrad der Bewegungstechnik und die Taktik. Bei Ausdauerwettkämpfen bestimmen Willenskraft, Selbstbewusstsein, mentale Stärke, Motivation und Konzentration den Erfolg. Aber auch die allgemeinen athletischen Voraussetzungen und die spezielle Ernährung beeinflussen die Ausdauerleistung. Nicht zu unterschätzen sind das persönliche Umfeld des Sportlers, die Anforderungen in der Schule und Ausbildung sowie der Einfluss von Betreuer und Trainer. Schließlich wird die Ausdauerleistung von den klimatischen Bedingungen am Wettkampftag, von der Attraktivität und der persönlichen Wertigkeit des Wettkampfes beeinflusst.

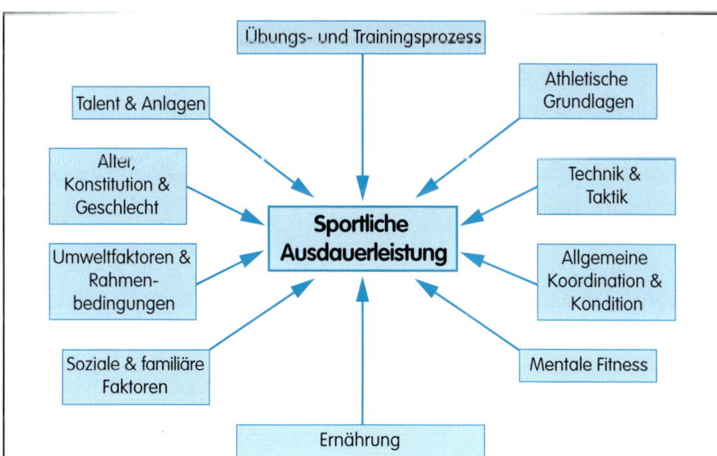


*Abb. 1:* Einflussfaktoren auf die sportliche Ausdauerleistung

Ausdauerleistungen stehen in funktionaler Beziehung zur gestellten Aufgabe und deren Sinnbezug und Bedeutsamkeit für den Sportler (= Aufgabenmerkmale), zu den unterschiedlichen Umwelteinflüssen, die sich aus den eingesetzten Materialien, den aktuellen klimatischen Bedingungen und dem sozialen Umfeld ergeben (= Umweltmerkmale), sowie zu den konstitutionellen, physischen und psychischen Leistungsvoraussetzungen des Sportlers (= Personenmerkmale). Sie werden stets in phänomenalen und konzeptuellen Handlungssituationen erbracht, d.h. in einer konkreten Person-Aufgabe-Umwelt-Konstellation. In der Wettkampfzeit wird nur das Ergebnis der sportlichen Leistung wiedergegeben, allerdings nicht der Weg und die individuellen Anstrengungen, die zu diesem Resultat geführt haben. Insofern wird unter einer Ausdauerleistung nicht nur das Ergebnis der Handlung gesehen, sondern auch der Vorgang des Leistens (vgl. Martin et al., 1993, S. 22). Zur Bewertung der Ausdauerleistung sind die einzelnen Einflussfaktoren zu erfassen bzw. zu analysieren.

**Welche Ausprägungsformen der Ausdauer lassen sich unterscheiden?**

Die Ausdauer ist eine hoch komplexe Fähigkeit, die in vielfältiger Art und Weise in Erscheinung tritt. Eine Strukturierung der Ausdauer nach bestimmten Kriterien trägt zum Verständnis bei und hilft trainingsmethodische Zusammenhänge zu verdeutlichen. Insofern werden nachfolgend die wesentlichen Ausprägungsformen kurz vorgestellt.

**Ausprägungsformen der Ausdauer**

***Statische und dynamische Ausdauer***

Entsprechend der Arbeitsweise der Skelettmuskulatur wird zwischen statischer und dynamischer Ausdauer unterschieden. Wird die Muskulatur überwiegend durch isometrische (Halte-)Arbeit beansprucht, dann wird die *statische Ausdauer* trainiert. Beispiel hierfür ist das Rumpfkrafttraining, bei dem die Bauch- und Rückenmuskulatur durch Halteübungen trainiert wird. Eine hohe statische Ausdauerfähigkeit ist z. B. bei einzelnen Elementen des Gerätturnens oder in Kampfsituationen beim Ringen und Judo erforderlich.

**Statische Ausdauer**

In den Ausdauersportarten dominiert zur Fortbewegung die dynamische Muskelarbeit. Allerdings ist für eine vortriebswirksame Bewegungstechnik ein hoher statischer Anteil zur Stabilisierung des Rumpfes und anderer Körperteile unerlässlich. Von *dynamischer Ausdauer* sprechen wir, wenn die Muskulatur im Wechsel konzentrische und exzentrische Muskelarbeit ausübt. Ein Beispiel hierfür sind die Beinmuskelaktivitäten beim Laufen oder Rad fahren.

**Dynamische Ausdauer**

### *Allgemeine und lokale Ausdauer*

**Allgemeine und lokale Ausdauer**

Nach dem Anteil der bei sportlichen Bewegungen beanspruchten Muskulatur wird zwischen der allgemeinen und lokalen Ausdauer unterschieden. Die *allgemeine Ausdauer* ist durch eine Inanspruchnahme von mehr als 15 % der Gesamtmuskulatur gekennzeichnet. Wird weniger Muskulatur beansprucht, dann wird von *lokaler Ausdauer* gesprochen.

### *Aerobe und anaerobe Ausdauer*

**Aerobe und anaerobe Ausdauer**

Nach der bevorzugten Energiegewinnung lässt sich die Ausdauer in aerobe, aerob-anaerobe und anaerobe Ausdauer einteilen. Bei *aerober* Ausdauerleistung wird Sauerstoff zur Gewinnung der Energie aus freien Fettsäuren und Glukose benötigt. Bei *anaerober* Leistung wird Energie aus Glukose ohne Sauerstoffanwesenheit gewonnen. Welche Energieform bevorzugt genutzt wird, hängt vor allem von der Belastungsintensität und dem Trainingszustand des Sportlers ab. Bei geringer Belastungsintensität dominiert die aerobe Ausdauer, bei mittlerer die aerob-anaerobe Ausdauer und bei sehr hoher Intensität die anaerobe Ausdauer.

### *Kurzzeit-, Mittelzeit- und Langzeitausdauer*

Die Unterscheidung der Ausdauer in Kurzzeitausdauer (*KZA*), Mittelzeitausdauer (*MZA*) und Langzeitausdauer (*LZA*) basiert auf einer zeitlichen Zuordnung. Es existieren unterschiedliche Modelle, wobei sich die Vorstellungen von Harre (2003) durchgesetzt haben. Im Bereich der Langzeitausdauer wurden von Neumann et al. (2000) weitere Differenzierungen vorgenommen.

**Kurzzeit-, Mittelzeit- und Langzeitausdauer**

| | | | | |
|---|---|---|---|---|
| KZA | | 30 s | – | 2 min |
| MZA | > | 2 min | – | 10 min |
| LZA I | > | 10 min | – | 30 min |
| LZA II | > | 30 min | – | 90 min |
| LZA III | > | 90 min | – | 180 min |
| LZA IV | > | 180 min | | |

***Kraft-, Schnellkraft-, Schnelligkeits- und Sprintausdauer***

Aus den Wechselbezügen der Ausdauer zu den konditionellen Fähigkeiten der Kraft und der Schnelligkeit, ergeben sich weitere Differenzierungen:

**Kraftausdauer**

Die *Kraftausdauer* ist in zahlreichen Ausdauersportarten wie Kanurennsport, Rudern, Skilanglauf (Skating), Inlineskating, Eisschnelllauf, Schwimmen, Mountainbiking, Straßen- und Bahnradsport eine wesentliche Komponente der Wettkampfleistung. Die Kraft limitiert die konditionelle Leistung im Einzelzyklus und die Ausdauer den ermüdungsbedingten Abfall der Krafteinsätze.

**Schnellkraftausdauer**

Die Anforderungen an das Ausmaß des Krafteinsatzes sind in den Sportarten unterschiedlich. Werden hohe Krafteinsätze in kurzzeitig aufeinander folgenden azyklischen oder zyklischen Bewegungen verlangt, dann wird die *Schnellkraftausdauer* beansprucht. In den Ausdauerdisziplinen wird diese konditionelle Fähigkeit bei Starts, Zwischen- und Endspurts benötigt, wobei das Maximalkraftniveau leistungsbestimmend ist.

**Schnelligkeitsausdauer**

Soll der ermüdungsbedingte Geschwindigkeitsabfall bei Wettkämpfen im Kurzzeitausdauerbereich gering sein, dann ist eine gut ausgeprägte *Schnelligkeitsausdauerfähigkeit* erforderlich. Diese spezifische Ausdauerfähigkeit ist für einen Zeitbereich von 10 bis 35 s definiert. Eine ausgeprägte Schnelligkeitsausdauerfähigkeit wird im leichtathletischen 200- und 400-m-Lauf benötigt.

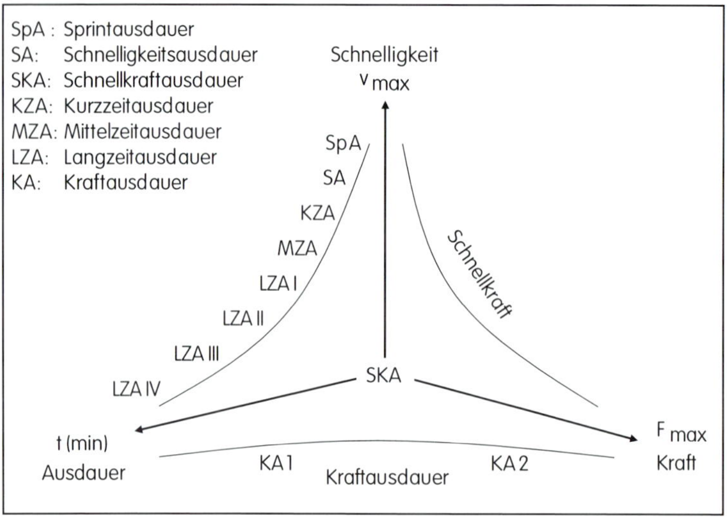


*Abb. 2:* Dreiecks-Modell der konditionellen Fähigkeiten (nach Hottenrott & Neumann, 2008)

**Sprintausdauer**

Die *Sprintausdauerfähigkeit* ist eine leistungsbestimmende konditionelle Fähigkeit, wenn im Zeitbereich unter 10 s in kurzen Abständen mehrfach nacheinander maximale Anforderungen an die Schnelligkeit gestellt werden. Eine hohe Ausprägung dieser Fähigkeit benötigen z. B. Mittelfeld- und Angriffsspieler im Fußball, die mehrmals 10 bis 20 m maximal schnell laufen müssen.

In der Dreiecksdarstellung (Abb. 2) wird der Bezug der Sprintausdauer, der Schnelligkeitsausdauer, der Schnellkraftausdauer, der Kraftausdauer sowie der Kurz-, Mittel- und Langzeitausdauer zu den konditionellen Basisfähigkeiten der Schnelligkeit, Kraft und Ausdauer schematisch verdeutlicht. Mit der Zunahme der zeitlichen Ausdehnung der Ausdauerbelastung nehmen die erforderlichen Anteile von Schnelligkeit und Kraft ab. Die sportartspezifische Ausdauerfähigkeit ist stets an Anteile der Schnelligkeit und Kraft gebunden.

***Grundlagenausdauer und wettkampfspezifische Ausdauer***

**Grundlagen- und wettkampfspezifische Ausdauer**

Die *Grundlagenausdauer* bildet das Fundament für die Wettkampfausdauer. Sie wird bei niedriger und mittlerer Belastungsintensität entwickelt. Im leistungsorientierten Ausdauertraining wird die Grundlagenausdauer in die drei Intensitätsbereiche GA 1, GA 1 2 und GA 2 differenziert. Die Festlegung der Intensitäts- bzw. Belastungsbereiche erfolgt anhand von Leistungstests. Die *wettkampfspezifische Ausdauer* wird von der speziellen Ausdauer, den athletischen Grundlagen sowie der Bewegungstechnik und Taktik bestimmt. Sie kann in den Bereichen der Kurzzeitausdauer (30 s bis 2 min), Mittelzeitausdauer (> 2 min bis 10 min) und der Langzeitausdauer (> 10 min) ausgeprägt werden.

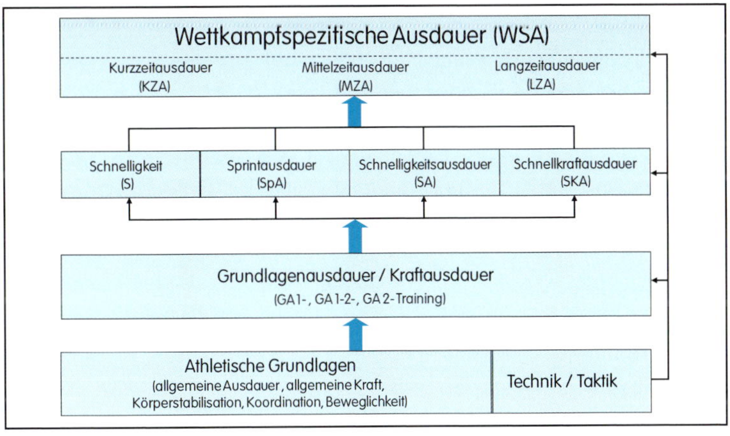


*Abb. 3:* Trainingsmethodische Struktur zur Entwicklung und Ausprägung der wettkampfspezifischen Ausdauerfähigkeit

**Warum ist Ausdauer wichtig und wie motiviert man Schüler?**
Ausdauer ist eine konditionelle Fähigkeit, die im Alltag, in der Freizeit und bei sportlicher Aktivität benötigt wird. Die erworbene Ausdauerfähigkeit bleibt ohne Training nicht erhalten, sie muss immer wieder neu antrainiert werden. Während bestimmte sportmotorische Fertigkeiten ein Leben lang verfügbar sind, ist die Ausdauer nicht speicherbar. Bei Untätigkeit sinkt das Ausdauerniveau schnell ab. Die Muskulatur übersäuert und ermüdet schnell. Attraktive sportliche Aktivitäten können nur eingeschränkt durchgeführt werden. Eine Bergwanderung wird zur Strapaze und ohne Fahrstuhl wird die dritte Etage nur mit Mühe erreicht. Unsere Organe sind auf Bewegung programmiert. Fehlt die regelmäßige körperliche Aktivität nimmt die Organleistung ab. Damit gehen gesundheitliche Risiken einher.

Die Bedeutung der Ausdauer für die Gesunderhaltung ist unstrittig. Eine Vielzahl von Angeboten soll zu ihrer Verbesserung beitragen. Walking, Nordic Walking, Laufen, Skilanglauf, Rad fahren und Schwimmen sind die beliebtesten Sportarten, die bei regelmäßiger Ausübung die Gesundheit und Fitness des Menschen positiv beeinflussen können. Immer mehr Erwachsene nutzen diese Angebote. Sie wollen auch im höheren Lebensalter gesund und fit bleiben.

Diese Argumente überzeugen allerdings Kinder und Jugendliche wenig. Sie stellen kein Motiv dar, um sich ausdauernd mit Spaß und Freude zu bewegen. Wenn es darum gehen soll, Kinder und Jugendliche für ein Ausdauertraining zu gewinnen, dann müssen die vorhandenen meist negativen Einstellungen durchbrochen und freudvolle Erfahrungen gemacht werden. Die Schüler müssen verstehen, dass es nicht darum geht, eine Strecke in einer bestimmten Zeit zu laufen. Sie müssen erfahren, dass Ausdauersport nicht langweilig sein muss und dass das Training nicht quälend und extrem anstrengend ist. Im Schulsport müssen die Kinder da abgeholt werden, wo sie sich gerade befinden. Schülern sollte bewusst werden, dass Ausdauer für jede Sportart erforderlich ist. Bei guter Ausdauer tritt die Ermüdung später ein und der Spaß bei jeglicher körperlicher Aktivität bleibt länger erhalten. In den Kapiteln 8 und 9 werden viele Anregungen für ein Ausdauertraining in Schule und Verein gegeben.

**Schüler motivieren!**

Kapitel

2

# Biologische Grundlagen und Anpassungen

# 2 Biologische Grundlagen und Anpassungen

Die positiven Wirkungen eines aeroben Ausdauertrainings auf den Organismus sind sehr umfangreich. Das Ausdauertraining bildet die Grundlage für den weiterführenden Leistungsaufbau in vielen Sportarten. Außerdem erlangt es für den Gesundheits- und Fitnesssport eine immer größer werdende Bedeutung.

Im Folgenden werden die positiven Effekte eines regelmäßigen Ausdauertrainings auf das Herz-Kreislauf-System, die Atemorgane, das Binde- und Stützgewebe, die Muskulatur, das Immunsystem, den Energiestoffwechsel sowie die Psyche, das Wohlbefinden und die Lebensqualität hervorgehoben. Die Anpassungen werden vor allem dann ausgelöst, wenn das Ausdauertraining speziell auf die individuellen Leistungsvoraussetzungen und Bedürfnisse des Sportlers abgestimmt werden und wenn es regelmäßig durchgeführt wird. Das regelmäßige Training bewirkt eine Verminderung der Beanspruchung auf körperlicher und psychischer Ebene. Die Beanspruchung fällt individuell unterschiedlich aus und hängt von der Stärke des jeweiligen Belastungsreizes und vom Trainingszustand ab. Die durch das Training erreichte höhere Belastbarkeit ist Ausdruck der erreichten Anpassung (Adaptation). Der Übungsleiter muss dabei Belastungs- und Erholungsphasen in einem ausgewogenen Verhältnis gestalten. Geschieht dies nicht und wird nicht ausreichend pausiert, kommt es zu einer Ermüdungssummation und nachfolgend zum Leistungsabfall.

**Adaptation**

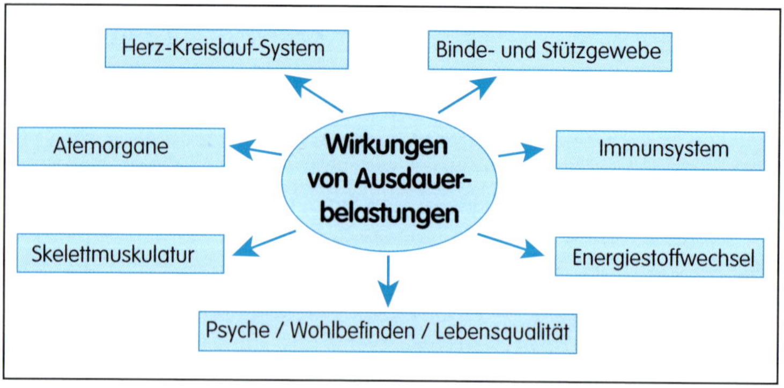


*Abb. 4:* Wirkungen moderater Ausdauerbelastungen

## Herz-Kreislauf-System

**Herz-Kreislauf-System**

Regelmäßiges aerobes Ausdauertraining führt zu einer Ökonomisierung der Herzleistung und des gesamten Herz-Kreislauf-Systems. Das Schlagvolumen wird erhöht und das Herz benötigt weniger Schläge für das gleiche Herzminutenvolumen. Diese Ökonomisierung spiegelt sich in weiteren Adaptationen wider. Als Ausdruck der verbesserten Ausdauerleistungsfähigkeit kommt es zu einer Senkung der Herzfrequenz (HF) und des Blutdrucks in Ruhe und zu einer Zunahme der Herzfrequenzvariabilität (HRV = kennzeichnet die Variation der Herzfrequenz zwischen den einzelnen Schlägen) als Ausdruck der Reduktion der stressbezogenen sympathischen Aktivität des autonomen Nervensystems. Das Blutvolumen und der Hämatokritgehalt, speziell der roten Blutkörperchen und des Blutfarbstoffs Hämoglobin, die für den Sauerstofftransport zuständig sind, steigen ebenso an und der Abbau von Stoffwechselendprodukten wird demzufolge beschleunigt. Durch diese positiven Effekte auf das Herz-Kreislauf-System kommt es zu einer besseren Energieversorgung der Zellen und somit zu einer weiteren Steigerung der aeroben Ausdauerleistungsfähigkeit. Neben dem Schutzfaktor bezüglich der Vorbeugung der Entstehung von Gefäßerkrankungen wie der Arteriosklerose ist noch die Senkung erhöhter schädlicher Blutfettwerte (LDL-Cholesterin) und die Erhöhung gesunder Blutfettwerte (HDL-Cholesterin) zu nennen.

### *Das Herz – 24 Stundenarbeit Tag für Tag*

**Leistung des Herzens**

Morphologisch und funktionell gesehen ist das Herz eine Meisterleistung der Natur. Als Zentrum des Kreislaufs reagiert es auf jede körperliche Anforderung, selbst aus weit entfernten Bereichen unseres Körpers. Das Herz sorgt dafür, dass das Gehirn, die Organe, die Muskeln und die Haut über die Blutgefäße ausreichend mit Sauerstoff versorgt werden. Dazu pumpt es ohne Pause Blut mit lebensnotwendigem Sauerstoff bis in die Körperperipherie. Jede Zelle im menschlichen Körper muss versorgt und entsorgt werden, diese Aufgabe kann der Kreislauf nur mit der Hilfe des Herzens bewältigen. In Ruhe schlägt das Herz etwa 70-mal in der Minute, das macht 100.000 Schläge Tag für Tag. Die tatsächliche Schlagzahl liegt aber deutlich darüber, da der Körper den größten Teil des Tages aktiv ist und das Herz häufiger schlagen muss, um die Blut- und somit die Sauerstoffversorgung des Organismus zu garantieren. Die Anzahl der Schläge pro Minute, kurz die Herzfrequenz, wird von einer Vielzahl von Faktoren beeinflusst (Abb. 5).

Einflussfaktoren auf den Herzrhythmus

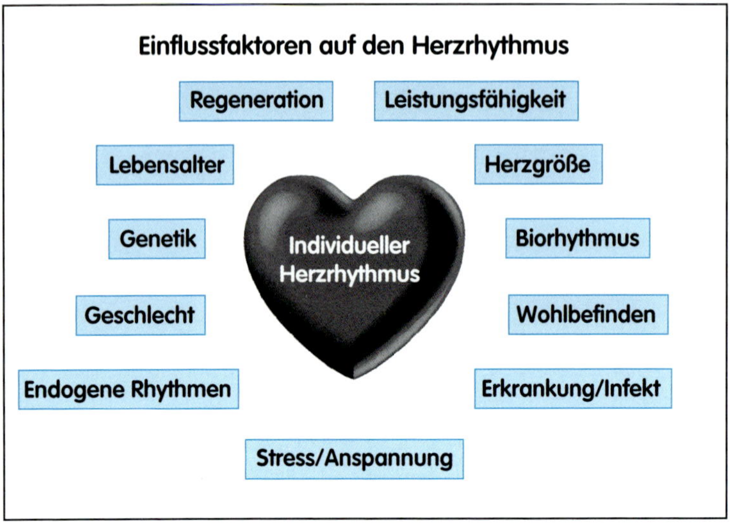


*Abb. 5:* Einflussfaktoren auf die Herzfrequenz

Bei sehr stark Ausdauertrainierten schlägt das Herz in Ruhe weniger als 40-mal pro Minute, was eine Ökonomisierung des Herz-Kreislauf-Systems darstellt.

Das Herz eines Erwachsenen ist etwas größer als eine Männerfaust und wiegt etwa 300 g. Es liegt in der Brusthöhle und wird nahezu vollständig von den Lungen eingefasst. Das Brustbein, die Rippen und die Wirbelsäule mitsamt den Bändern und Brustwandmuskeln schützen das Herz vor äußerlicher Krafteinwirkung. Es handelt sich um einen Hohlmuskel, der regelmäßig kontrahiert. Durch diesen Vorgang wird das Blut in die Körperperipherie und auch in die Herzmuskulatur gepumpt. Im Inneren ist das Herz durch die Herzscheidewand in zwei Hälften getrennt. Jede der beiden Hälften besteht aus einem kleinen Vorhof und einer größeren Kammer, die durch so genannte Herzklappen voneinander getrennt sind. Diese Herzklappen arbeiten wie Ventile, die das Blut nur in eine Richtung, vom Vorhof zur Herzkammer, fließen lassen.

***Die Ruheherzfrequenz – Helfer zur Einschätzung der Ausdauerleistungsfähigkeit***

Ruheherzfrequenz

Die Ruheherzfrequenz (HF Ruhe) ist diejenige Herzfrequenz, die man frühmorgens direkt nach dem Aufwachen in liegender Position messen kann. Die Herzfrequenz in Körperruhe gibt Hinweise auf wichtige Zustandsänderungen im Körper. Bereits kleine gesundheitliche Störungen führen zu einer Erhöhung der Ruheherzfrequenz. Ihre Höhe gibt auch Hinweise auf den Grad der Ausdauerleistungsfähigkeit. Sehr gut trainierte Ausdauersportler können dabei, wie schon im vorigen Abschnitt erwähnt, Werte von unter 40 Schlägen pro Minute erreichen. Durchschnittswerte von untrainierten Erwachsenen liegen im Vergleich dazu bei etwa 70 Schlägen pro Minute. Die Ruheherzfrequenz von Kindern und Jugendlichen liegt generell um durchschnittlich 10 Schläge pro Minute höher als im Erwachsenenalter. Durch die konstitutionell bedingte kleinere Herzgröße der Frauen weisen sie gegenüber Männern auch eine durchschnittlich höhere Ruheherzfrequenz auf. Um der Belastung entsprechend genügend Blut zu befördern, muss das kleinere Herz der Frauen öfter schlagen als das der Männer. In Folge der Ökonomisierung der Herz-Kreislauf-Tätigkeit senkt regelmäßiges Ausdauertraining die Ruheherzfrequenz sowohl bei Kindern als auch bei Erwachsenen.

***Die maximale Herzfrequenz – Mobilisierung aller Leistungsreserven***

**Maximale Herzfrequenz**

Unter der maximalen Herzfrequenz (HFmax) versteht man die Herzfrequenz, die von einem Sportler bei voller subjektiver Ausbelastung erreicht wird. Die Ausbelastung stellt demnach einen Zustand der willensmäßigen Mobilisierung aller Leistungsreserven unter dem Einsatz größerer Muskelgruppen mit höchstmöglicher Intensität dar. Kinder und Jugendliche erreichen ohne Weiteres Werte um 200 Schläge pro Minute. Mit zunehmendem Lebensalter nimmt die maximal erreichbare Herzfrequenz ab, allerdings in einem individuellen Verlaufscharakter. Sportlich aktive Menschen erreichen oft noch in hohem Alter sehr hohe maximale Herzfrequenzen.

***Die Erholungsherzfrequenz – Indikator für eine gute Ausdauerleistungsfähigkeit***

**Erholungsherzfrequenz**

Die Erholungsherzfrequenz bezeichnet den Rückgang der Herzfrequenz nach einer Belastung. Besteht eine gute Leistungsfähigkeit erholt sich das Herz-Kreislauf-System sehr schnell von vorausgegangenen Belastungen. Dementsprechend dient die Erholungsherzfrequenz als Gradmesser für die Regenerationsfähigkeit. Bei starker Beanspruchung oder gar Überanstrengung, kommt es zu einem verzögerten Rückgang der Herzfrequenz. Die Beziehung zwischen dem Ausdauertrainingszustand und der vorangegangenen Belastung kennzeichnet die Erholungsherzfrequenz. Besonders aussagekräftig ist sie, wenn sie wiederholt nach vergleichbaren Ausdauerbelastungen gemessen wird. Der individuelle Herzfrequenzabfall hängt aber nicht nur von der Dauer und Intensität der vorangegangenen Ausdauerbelastung ab, sondern von einer Reihe weiterer Faktoren wie dem Gesundheitszustand, der psychischen Situation, der Körpertemperatur, der Außentemperatur, der Witterungsverhältnisse usw. Diese Faktoren müssen bei der Beurteilung des Erholungsverhaltens berücksichtigt werden.

**Atmungssystem**

Regelmäßiges aerobes Ausdauertraining hat positive Auswirkungen auf das Atmungssystem mit den dazugehörigen Organen und deren Funktionen. Die Atemmuskulatur wird trainiert und die Atemleistung gesteigert. Die Ökonomisierung des gesamten Atemvorgangs zeichnet sich durch eine Verbesserung des Gasaustausches von eingeatmetem Sauerstoff und ausgeatmetem Kohlendioxid aus.

**Respiratorisches System**

**Skelettmuskulatur**

Durch ein regelmäßiges aerobes Ausdauertraining wird die Leistungsfähigkeit der beanspruchten Muskulatur erheblich gesteigert. In der Folge kommt es zu einer Vergrößerung der Energiedepots in den beanspruchten Muskelgruppen durch eine verstärkte Einlagerung energiereicher Kohlenhydrate (Muskelglykogen) und freier Fettsäuren in die Muskelzelle. Die Versorgung des Muskels mit Sauerstoff und Energie (Blutglukose) wird durch eine vermehrte Kapillarisierung (Vermehrung und Verästelung der feinsten Blutgefäße) deutlich verbessert. Stoffwechselendprodukte werden schneller abtransportiert und es kommt zu einer beschleunigten Wärmeabgabe des Körpers, die sich durch eine schnellere und intensivere Schweißsekretion sowie eine veränderte Zusammensetzung des Schweißes (vermehrte Resorption von Mineralien) auszeichnet.

**Skelettmuskulatur**

***Weitere Anpassungen der Skelettmuskulatur***

- Zunahme von Enzymen des aeroben Stoffwechsels, es kommt zu einer Vermehrung der Schlüsselenzyme des Fettsäurestoffwechsels und der Atmungskette. Das ist die Voraussetzung für eine aerobe Energiegewinnung und die Fettverbrennung.
- Erhöhung des Muskelfarbstoffgehalts Myoglobin. Es besitzt die Fähigkeit lokal Sauerstoff im Muskel zu speichern.
- Unmittelbare Verbesserung der aeroben Ausdauerleistung durch eine Vergrößerung und Vermehrung der Mitochondrien (Zellkraftwerke des aeroben Stoffwechsels).
- Verbesserung der intra- und intermuskulären Koordination, die Muskulatur kann durch die optimierte Aktivierung der kinästhetischen Rezeptoren schneller und adäquater auf kleinste Störungen reagieren. Das trägt zum Schutz vor Verletzungen des Stütz- und Bewegungsapparates bei.

**Adaptationen**

**Binde- und Stützgewebe**

Regelmäßige Ausdauerbelastungen führen zu spezifischen Anpassungsreaktionen im Stütz- und Bewegungsapparat. Die Knochenstruktur wird durch Druck-, Zug- und Stoßbelastungen (Impact beim Laufen

**Binde- und Stützgewebe**

und Springen) umgebaut und gefestigt. Es kommt zu einer positiven Beeinflussung des Knochenstoffwechsels und speziell zu einer Veränderung des Knochendurchmessers und Verdichtung der Knochenbälkchenstruktur. Der Gelenkknorpel wird durch die regelmäßige Belastung in seiner Funktion gestärkt und besser ernährt als in Ruhe. Durch die Verbesserung der Funktionsweise der Sehnen, Bänder und Gelenkkapseln wird Verletzungen vorgebeugt.

### Energiestoffwechsel (Kalorienverbrauch)

**Energiestoffwechsel**

Laufen zählt zu den Ausdauersportarten mit hohem Energiebedarf. Man muss ungefähr doppelt so lange Rad fahren, um vergleichbare Effekte zu erzielen. Der Energiestoffwechsel ist von der Art der Belastung und dem vorhandenen Energieangebot (Substrate) im Organismus abhängig. Bei aerobem Ausdauertraining über Wochen und Monate hinweg, nimmt der Anteil des Fettstoffwechsels gegenüber dem Anteil des Kohlenhydratstoffwechsels an der Energiebereitstellung während moderater Belastung und in Ruhe zu. Dadurch kommt es zu einem verstärkten Verbrauch an Fetten während der körperlichen Aktivität und auch im Ruhezustand.

### Immunsystem

**Immunabwehr**

Durch regelmäßiges aerobes Ausdauertraining wird das Immunsystem zunehmend unterstützt und stabilisiert. Das trägt zu einer verstärkten Resistenz gegenüber Keimen und Viren bei. Die Fähigkeit der Immunzellen unerwünschte Eindringlinge zu vernichten steigt deutlich an. Je intensiver ein Ausdauertraining gestaltet wird, desto stärker wird das Immunsystem gefordert und desto krankheitsanfälliger ist es (Open-Window-Effekt). Beispielsweise können Ausdauerwettkämpfe bei ungünstiger Witterung (kalter Luft) Infekte der oberen Atemwege provozieren. Sehr intensives Ausdauertraining ruft Strukturzerstörungen, z. B. in der Muskulatur, hervor, die wir dann als den so genannten Muskelkater empfinden. In dieser Zeit sollten keine neuen intensiven Belastungsreize gesetzt bzw. weitere Störeinflüsse (Kälte, Stress) vermieden werden, damit das Immunsystem genug Zeit bekommt die verletzten Strukturen zu bereinigen und wiederherzustellen. Um diesen Prozess und den Abbau von Stoffwechselendprodukten zu beschleunigen können sich regenerative Maßnahmen als hilfreich erweisen (z. B. Massagen, Bäder, Sport bei geringer Intensität).

## 3 Leistungsvoraussetzungen für ein Ausdauertraining

Prinzipiell zeigen Kinder und Jugendliche auf regelmäßige Ausdauerbelastungen die gleichen Adaptationserscheinungen wie Erwachsene. Die große Anpassungstoleranz im kardio-pulmonalen System lässt sich bei ausdauertrainierten Kindern gut nachweisen. Ausdauertraining führt zu einer Ökonomisierung des Atmungs- und Herzkreislaufsystems, einer Abnahme der Herzfrequenz in Ruhe und bei submaximaler Leistung zu einer Erhöhung der maximalen Sauerstoffaufnahme. Das Herz vergrößert sich und bewältigt ein höheres Schlagvolumen.

**Adaptation**

Diese Veränderungen lassen sich – wie das folgende Beispiel zeigt – anhand von Langzeituntersuchungen belegen. Bei einem bewegungsaktiven Mädchen wurde im Alter von 7 bis 16 Jahren ein Laufbandrampentest (Beginn 4 km/h, Steigerung um 1 km/h je Minute ohne Pause) jährlich unter standardisierten Bedingungen wiederholt. Während die maximale Herzfrequenz von 200 auf 204 Schläge/min leicht ansteigt, sinkt die Belastungsherzfrequenz auf gleicher Geschwindigkeitsstufe von Jahr zu Jahr. Bei einer Laufgeschwindigkeit von 6 km/h reduziert sich die Herzfrequenz von eingangs 180 Schlägen/min auf 118 Schläge/min nach 5 Jahren (Abb. 6). Die auf das Körpergewicht bezogene maximale Sauerstoffaufnahme erhöht sich von 55,6 auf 65,7 ml $kg^{-1}$ $min^{-1}$ und liegt jeweils deutlich über dem Altersdurchschnitt von 44,5 ± 5 ml $kg^{-1}$ $min^{-1}$ (Abb. 7). In den ersten Jahren war das Mädchen etwa 4 bis 5 Stunden in der Woche in vielfältiger Weise (Lauf- und Ballspiele, JuJutsu, Schwimmen, Kinderballett, Inlineskating, Cityroller und Rad fahren) sportlich aktiv. Mit Beginn des 12. Lebensjahrs konzentrierte sich das Training auf Leichtathletik und Schwimmen. Mit diesem Training wurde eine hohe allgemeine Ausdauerfähigkeit und Belastbarkeit erworben. Diese Fähigkeiten bilden eine gute Basis für speziellere Trainingsbelastungen im Jugendalter.

**Leistungsvoraussetzungen**

Die energetisch-physiologischen Voraussetzungen von Kindern und Jugendlichen für Ausdauerleistungen sind sehr gut. Sie haben eine höhere Fettoxidationsrate als Erwachsene, die Konzentration von freien Fettsäuren und Glycerol im Blut steigt bei moderater Ausdauerbelastung sehr schnell an und die Zahl der Mitochondrien in der Muskelzelle ist höher als bei Erwachsenen. Außerdem verfügen Kinder über einen höheren Anteil an oxydativen Enzymen im Vergleich zu den glykolytischen Enzymen. Dieses Verhältnis erreichen Erwachsene erst nach einem mehrjährigen Ausdauertraining.

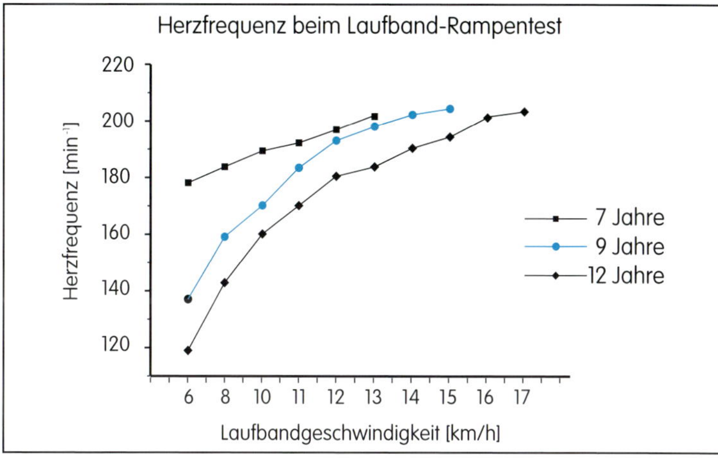


*Abb. 6:* Veränderung der Herzfrequenz bei einem sportlich aktiven Mädchen nach zwei und fünf Jahren vielseitigem Training (Daten nach Hottenrott)

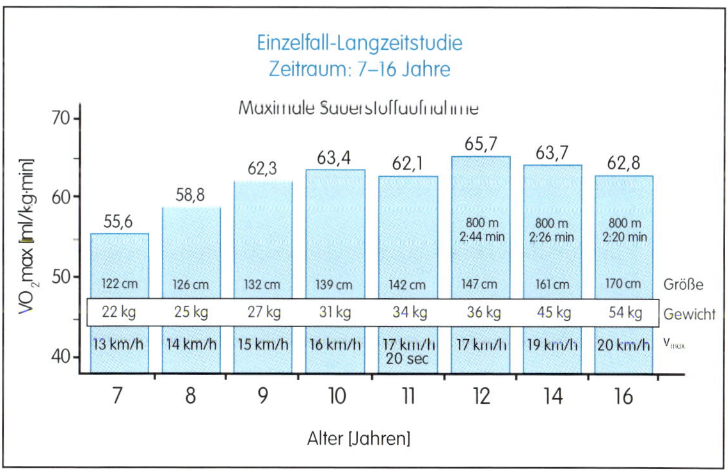


*Abb. 7:* Leistungsentwicklung eines Mädchens im leichtathletischen Lauf, dargestellt sind die Entwicklungen der anthropometrischen Kenngrößen, der 800 m Laufzeit, der maximal erreichten Laufgeschwindigkeit und maximalen Sauerstoffaufnahme im Rampentest (Start 4 km/h, Steigerung um 1 km/h je Minute) (Daten nach Hottenrott)

**Orthopädische Voraussetzungen**
Im Vergleich zum Erwachsenen weist das Stütz- und Bewegungssystem von Kindern und Jugendlichen einige Besonderheiten auf:

- Die Knochen sind erhöht biegsam, aber vermindert zug- und druckfest.
- Die Struktur von Sehnen und Bändern ist schwächer ausgeprägt und damit weniger zugfest.
- Das Knorpelgewebe ist für hohe Druck- und Scherkräfte nicht belastbar. Im Radsport und im Triathlon sind deshalb beim Rad fahren nur bestimmte Übersetzungen bei Wettkämpfen erlaubt. Eine hohe Trittfrequenz schützt Kinder und Jugendliche vor typischen Knorpelschäden im Kniegelenk.

**Orthopädische Voraussetzungen**

Die Belastbarkeit der verschiedenen Gewebe ist in den einzelnen Entwicklungsstufen sehr unterschiedlich. Während bei Kindern unter 10 Jahren das Knochengewebe als kritische Struktur anzusehen ist, ist bei älteren Kindern und Jugendlichen der Wachstumsknorpel am stärksten gefährdet. Nicht selten treten bei jugendlichen Leistungssportlern Knochenhautreizungen und Ermüdungsbrüche auf. Die Ursache hierfür ist meist ein Schnellkraft- und Reaktivkrafttraining (z. B. Sprungübungen) mit zu hohen Wiederholungszahlen, zu kurzen Pausen und/oder zu hohen Widerständen.

**Trainierbarkeit der aeroben Ausdauer**
Die aerobe Ausdauer ist in der gesamten Lebensspanne sehr gut trainierbar. Kinder können mit einem ausdauerbetonten Training ein hohes Leistungspotenzial erreichen wie die folgenden Beispiele aus den 1970er und 1980er Jahren zeigen. Erstes Aufsehen erregten die Leistungen von Mary E. Boitano (USA), die als 6-jährige die Marathonstrecke bewältigte und mit 10 Jahren beachtliche 3:01,15 h bei den offiziellen USA-Meisterschaften 1974 lief. Zehn Jahre später geriet die 12-jährige Salzburgerin Monika Fritsch in die Schlagzeilen, als sie in 3:10,03 österreichische Meisterin im Marathon der Frauenklasse wurde. In Deutschland wurde 1984 die Teilnahme von Kindern am Marathonlauf vom Deutschen Leichtathletik-Verband zurecht untersagt. Bis dahin erreichten die Kinder beachtliche Bestzeiten über die Marathondistanz (Jungen: 10 Jahre 3:01,15; 11 Jahre 2:55,34; 12 Jahre 2:46,00; 13 Jahre 2:42,39; 14 Jahre 2:38,05) (Betz, 1993, S. 11).

**Trainierbarkeit**

Die hohen Ausdauerleistungen im Kindesalter führten bisher nicht dazu, dass dieselben Personen später Weltbestzeiten aufstellten. Der Sinn und die Bedeutsamkeit solcher frühen Leistungen, die mit hohen sportartspezifischen monotonen Trainingsumfängen verbunden sind,

**Aerobe Ausdauer**

sind generell in Frage zu stellen. Aus trainingsmethodischer Perspektive bilden hohe aerobe Trainingsumfänge in einer Sportart (lange Dauerläufe) einen Bewegungsstereotyp aus, der nachteilig für die weitere Leistungsentwicklung ist. Beim langjährigen Leistungsaufbau ist immer zuerst das Leistungsvermögen auf der kürzeren Distanz auszuprägen. Physiologisch geht es um die Entwicklung des individuellen Schnelligkeitspotenzials, einer hohen Koordinationsfähigkeit, ausgeprägter Bewegungsfertigkeiten und einer Vervollkommnung der Bewegungstechniken möglichst in mehreren Ausdauersportarten. Wird das Training bereits im Kindes- und Jugendalter auf spezifische Langzeitausdauerbelastungen orientiert, kann das angelegte Leistungsvermögen für die Schnelligkeit nicht erschlossen oder ausgeprägt werden. Im leichtathletischen Lauf sollte der Übergang auf längere Strecken erst erfolgen, wenn auf der kürzeren Strecke eine Stagnation in der Leistungsentwicklung eintritt. Im Laufsport ist der individuelle Leistungsaufbau über die kurze Laufstrecke Erfolg versprechender, wobei es auch hier Ausnahmen gibt. Anders ist dies bei den koordinativen Fähigkeiten und den Fertigkeiten. Wer beispielsweise das Skilaufen frühzeitig erlernt hat, wird auch nach ein- oder mehrjähriger Skipause das Skilaufen weitgehend beherrschen. Pausiert hingegen ein Ausdauersportler verletzungsbedingt ein Jahr, wird seine Ausdauerleistungsfähigkeit annähernd der eines Untrainierten entsprechen.

Ein moderates Ausdauertraining sollte dennoch bereits im Kindesalter angestrebt werden, um die allgemeine Belastbarkeit zu erhöhen und um vielseitige Bewegungserfahrungen zu sammeln. Zu vermeiden sind einseitige sportartspezifische Belastungen (nur Laufen). Dem Kind sind vielfältige Bewegungsaktivitäten zu ermöglichen, die sich nicht auf das Sportartenangebot beschränken sollten. Für die Beurteilung der aeroben Leistungsfähigkeit im Kindes- und Jugendalter bietet sich der Cooper-Test (s. Kap. 4.4) an. Im Labor lässt sich die aerobe Leistungsfähigkeit anhand der maximalen Sauerstoffaufnahme oder der Leistung/Geschwindigkeit an der aeroben Schwelle erfassen.

### Trainierbarkeit der anaeroben Ausdauer

**Anaerobe Ausdauer**

Die anaerobe Leistungsfähigkeit lässt sich anhand der erbrachten Leistung und der Höhe des Blutlaktatspiegels nach hoch intensiver Kurzzeitbelastung (bis max. 2 min) beurteilen. Je höher die Laktatkonzentration im Blut nach einer Belastung ist, desto mehr wurde der anaerobe Stoffwechsel dazugeschaltet. Kinder scheinen im Vergleich zu Erwachsenen bei der anaerob-laktaziden Energiebereitstellung im Nachteil zu sein. Die bisher erhobenen Werte zeigen, dass die maximal erreichbaren Blutlaktatwerte bei Kindern niedriger sind. Lange Zeit wurde dies auf die geringere Aktivität des glykolytischen Enzyms Phosphofructokinase (PFK) zurückgeführt (Erikksson & Saltin, 1974). Neuere Befunde gehen von einer vergleichbaren PFK-Aktivität bei Kindern und Erwachsenen aus. Die Ursachen der verminderten anaeroben Leistungsfähigkeit sind bis heute nicht eindeutig geklärt. Möglicherweise stehen sie im Zusammenhang mit der geringeren Stresstoleranz für hochintensive Belastungen. Bei Belastungsintensitäten bis in den Bereich der anaeroben Schwelle, bei denen etwa 80 % der maximalen Sauerstoffaufnahme erreicht werden, kommt es zu einem zweifach erhöhten Anstieg von Stresshormonen (Adrenalin und Noradrenalin), was von den Kindern gut toleriert wird. Bei Intensitäten bis hin zur völligen Ausbelastung erfolgt jedoch ein sprunghafter Stresshormonanstieg auf das Zehnfache des Ausgangswertes. Das kann bei der geringen Stresstoleranz von Kindern schnell zu einer psychophysischen Überforderung führen.

**Voraussetzungen im Kindesalter**

Die scheinbar ungünstigen Voraussetzungen der Kinder für anaerobe Leistungen werden allerdings vielfach überbewertet. Diese Fehleinschätzung einer stark verminderten Fähigkeit zur anaeroben Energiebereitstellung resultiert vor allem aus Erkenntnissen von Laboruntersuchungen mit fahrradergometrischer Testung. In Felduntersuchungen und nach Ausdauerwettkämpfen erreichen trainierte Kinder vergleichbare Blutlaktatkonzentrationen wie Erwachsene. Die Untersuchungen von Bormann et al. (1981) zeigen, dass sich die anaerobe Ausdauerfähigkeit bereits im Kindesalter gut entwickeln lässt. Bei leistungssportlich trainierenden Kindern im Laufen und Schwimmen wurden deutlich höhere Laktatkonzentrationen gemessen als bei Untrainierten. Die höchsten Laktatwerte erreichten die Kinder in ihrer Hauptsportart, d. h. Schwimmer im Schwimmen und Läufer im Laufen. Deutlich geringer sind die Laktatwerte bei den lauftrainierten Kindern im Schwimmen und den schwimmtrainierten Kindern im Laufen (Abb. 8). Eine hohe anaerobe Leistungsfähigkeit erfordert ein spezifisches und intensives (Intervall-) Training. Das trifft gleichermaßen für Jugendliche und Erwachsene zu.

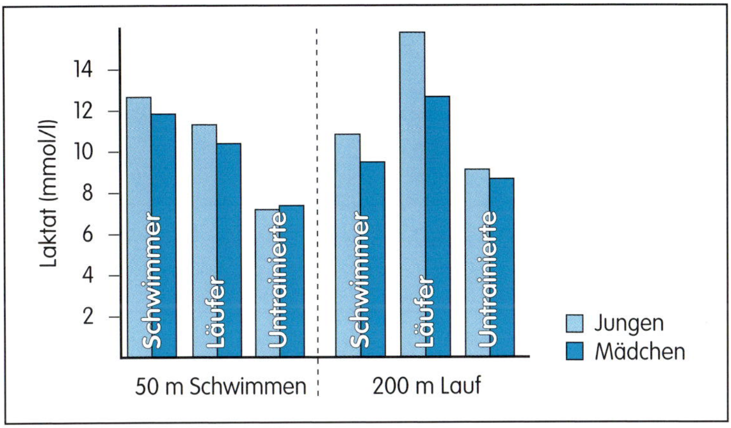


*Abb. 8:* Laktatwerte bei leistungssportlich trainierenden 9-jährigen Mädchen und Jungen (nach Bormann et al., 1981)

Trotz dieser beachtenswerten Untersuchungsbefunde sollte im Kindesalter ein umfangreiches anaerobes Ausdauertraining nach der Intervall- oder Wiederholungsmethode vermieden werden. Auszuprägen sind Schnelligkeitsfähigkeiten durch vielfältige Spiele und Kurzsprints. Das Training sollte vorsichtig dosiert und durch aerobe Belastungen kompensiert werden. Hohe anaerobe Belastungen entsprechen nicht dem natürlichen Bewegungsverhalten von Kindern. Kinder variieren die Belastungsintensität fortwährend in spielerischer Weise und gehen nur kurzzeitig anaerobe Belastungen ein. Dieses natürliche Verhalten sollte trainingsmethodisch leitend sein. Im Jugendalter kann die anaerobe Ausdauerfähigkeit gezielter trainiert werden.

**Schlussfolgerungen**

### Belastbarkeit von Kindern und Jugendlichen

Die Belastbarkeit ändert sich fortwährend im Trainingsprozess. Junge Sportler reagieren sehr sensibel auf intensive Trainingsreize. Die Herzfrequenz steigt sprunghaft an und bleibt auf einem hohen Niveau. Kinder sind im Ausdauerwettkampf in der Lage, sich im Bereich ihrer maximalen Herzfrequenz (teilweise über 200 S/min) mehrere Minuten zu belasten (Abb. 9).

**Belastbarkeit**

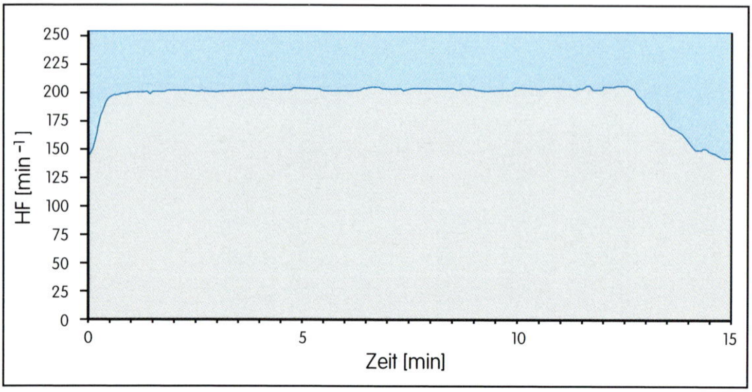


*Abb. 9:* Verlauf der Herzfrequenz von einem 11-jährigen Mädchen bei einem Wettkampflauf über 3 km. In den ersten 30 s steigt die HF von 140 auf 195 Schläge/min an, die durchschnittliche HF beträgt 201 Schläge/min und die maximale HF 206 Schläge/min.

Nach krankheitsbedingter Trainingspause ist die Belastbarkeit mehrere Tage/Wochen deutlich reduziert. Das Training muss in den ersten 1 bis 2 Wochen danach vorsichtig dosiert werden. Die reduzierte Belastbarkeit lässt sich durch trainingsbegleitende Herzfrequenzmessungen objektivieren. Die Herzfrequenz ist bei gleicher Belastungsintensität deutlich erhöht. Die Belastbarkeit ist wieder hergestellt, wenn die Ausgangswerte der Herzfrequenz vor der Trainingspause erreicht sind. Abbildung 10 zeigt das Anpassungsverhalten der Ruheherzfrequenz und der Belastungsherzfrequenz während eines fünfminütigen Ergometertests mit 180 Watt an fünf aufeinander folgenden Tagen. Die 14-jährige Triathletin hatte eine dreiwöchige krankheitsbedingte Trainingspause eingelegt und hat nun mit dem Ausdauertraining wieder begonnen. Ruhe- und Belastungsherzfrequenzen sinken von Tag zu Tag. Stieg die Belastungsherzfrequenz am 1. Tag noch auf 170 Schläge/min an, erhöhte sie sich nach fünf Tagen bei gleicher Belastung von 180 Watt nur noch auf 145 Schläge/min.

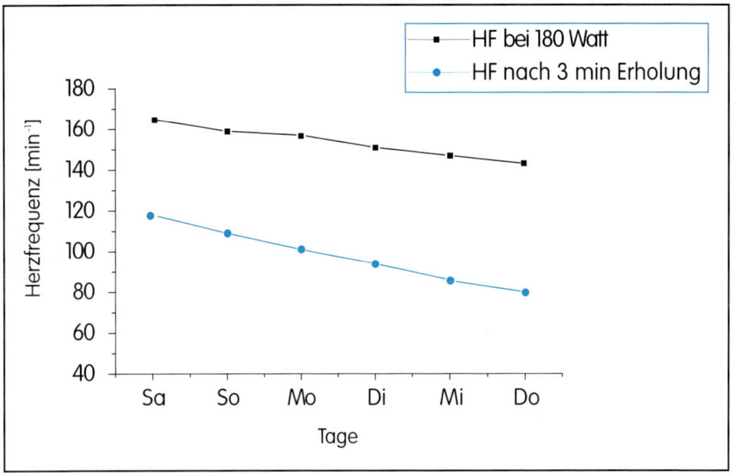


*Abb. 10:* Veränderung der Herzfrequenz von Tag zu Tag nach vorausgegangener Trainingspause

**Zusammenfassung**

Zusammenfassend kann zur Trainierbarkeit der Ausdauer und zur Belastbarkeit von Kindern und Jugendlichen gesagt werden:

- Aerobe und anaerobe Fahigkeiten sind trainierbar.
- Hohe aerobe Trainingsbelastungen in einer Sportart (lange Dauerläufe) können bei Kindern und Jugendlichen einen Bewegungsstereotyp ausbilden.
- Umfangreiche anaerobe Belastungen (intensives Intervalltraining) sind im Kindesalter zu vermeiden.
- Die Belastbarkeit ist eine komplexe Zustandsgröße, die sich fortwährend verandert und trainingsmethodische Konsequenzen nach sich zieht.
- Die allgemeine Belastbarkeit ist im Kindes- und Jugendalter durch ein vielseitiges Training in den Spiel- und Ausdauersportarten zu erwerben.
- Beim langjährigen Leistungsaufbau ist zuerst das Schnelligkeitspotenzial auf kürzeren Strecken zu entwickeln.
- Hohe Bewegungsqualität lässt sich nur erwerben, wenn im Nachwuchstraining frühzeitig darauf hingearbeitet und das Koordinationstraining nicht vernachlässigt wird.
- Bei guter Gesundheit toleriert der Organismus intensive Belastungsreize ohne gesundheitliche Störungen.

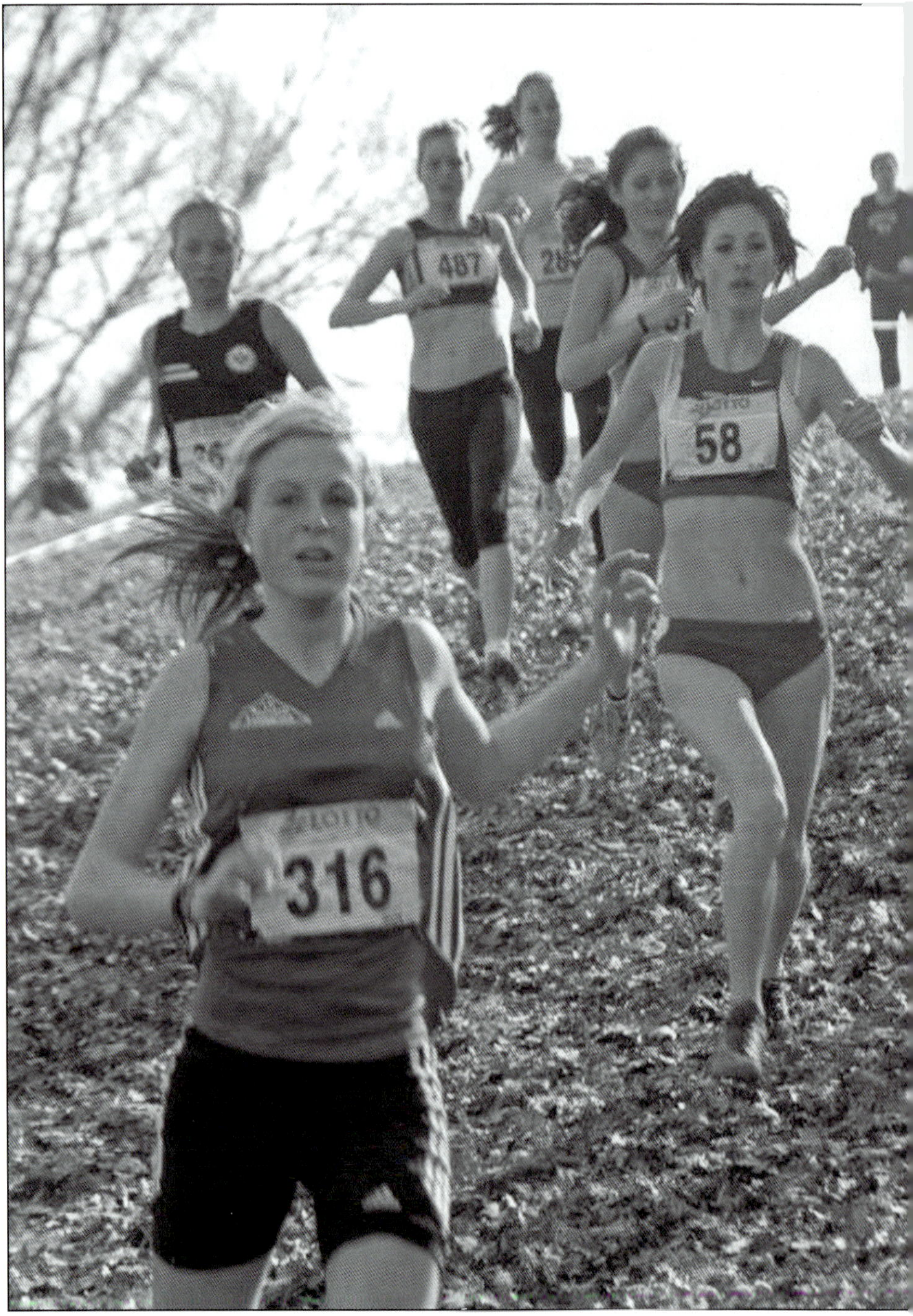
487
58
316

Kapitel

4

# 4 Einfache Ausdauertests

## 4.1 Step-Tests

## 4.2 6-min-Lauftest

## 4.3 8-min-Lauftest

## 4.4 12-min-Lauftest (Cooper-Test)

## 4.5 2-km-Walking-Test

## 4.6 Conconi-Lauftest

# 4 Einfache Ausdauertests

Mit der Durchführung einfacher Ausdauertests sollen folgende Ziele erreicht werden:

Zielstellung

- Bestimmung der Ausdauerfähigkeit bzw. der Ausdauerfitness.
- Bewertung der Testwerte im Vergleich mit gleichaltrigen Jungen und Mädchen.
- Entwicklung von Trainingsprogrammen auf der Basis der Testergebnisse.
- Überprüfung und Beurteilung der Ausdauerentwicklung bei wiederholter Testdurchführung.

Viele Ausdauertests erfordern eine maximale Anstrengung. Deshalb ist ein guter gesundheitlicher Zustand Voraussetzung. Bei grippalem Infekt, einer Zahnentzündung oder anderen gesundheitlichen Störungen darf kein Ausdauertest durchgeführt werden. Die letzte Hauptmahlzeit sollte mindestens zwei Stunden vorangehen. Leicht gesüßte Getränke (6 bis 8 % Zuckeranteil) können noch 30 min vor dem Test getrunken werden. Allerdings sollte kein Traubenzucker unmittelbar vor dem Test genommen werden. Die Gabe von Traubenzucker kann zu einem starken Absinken des Blutzuckerspiegels während des Ausdauertests führen und das Befinden negativ beeinträchtigen. Gute Testergebnisse werden erzielt, wenn ein leichtes Aufwärmen (lockeres Laufen über 5 bis 10 min) vorangeht.

## *4.1 Step-Tests*

In den USA stellte bereits 1929 Master einen Stufensteigetest vor (Master & Oppenheimer, 1929), der Vorbild für zahlreiche Testvarianten wurde, die bis in die 1960er Jahre publiziert wurden. Beim Master-Steptest werden für 90 s zwei Stufen von 22,86 cm Höhe auf- und abgestiegen. Über eine Tabelle ist eine Bewertung der Ausdauer in Abhängigkeit vom Körpergewicht, dem Alter und dem Geschlecht möglich. Testkriterium sind die Herzfrequenz und der Blutdruck vor und nach dem Steptest. Unter dem Begriff *Step-, Kniebeuge-, Stufen- oder Treppensteigetest* werden alle einfachen motorischen Stufentestbelastungen subsumiert. International waren über 30 einfache motorische Prüfbelastungen im Gebrauch, bevor sich die Fahrrad- und Laufbandergometrie an der Klinik und in leistungsdiagnostischen Untersuchungsstellen durchgesetzt haben. Zu den einfachen Belastungen gehörte die Steigebelastung über 3 bis 5 min auf unterschiedlich hohen Stufen (23 bis 50 cm). Auch so genannte Rampentests wurden durchgeführt, in denen die Schrittfrequenz kontinuierlich und linear über eine bestimmte Testzeit gesteigert wurde. Die anfängliche Frequenz von 15 Steps/min wurde

Step-Tests

bis auf 33 Steps/min zum Ende der Belastung erhöht. Die Steptests finden kaum noch Anwendung, weil die Belastung zu niedrig ist und die erbrachte Leistung ungenau erfasst wird.

### *4.2 6-Minuten-Lauftest*

Der *6-Minuten-Lauftest* oder *6-Minuten-Ausdauerlauf* (Dordel et al., 2008; Bös, 2001, S. 39) ist ein Einzeltest und misst die kardiopulmonale Ausdauer. Er kann im Freien oder in der Halle auf einer abgesteckten Runde absolviert werden. Der Test ist für Kinder im Alter von 6 bis 18 Jahren geeignet. Für die Durchführung kann ein Volleyballfeld (54 m) oder ein entsprechendes Feld mit einer anderen Größe (Handballfeld = 120 m, Basketballfeld = 86 m) genutzt werden. Dazu werden an den Eckpunkten Begrenzungskegel oder Begrenzungsstangen, 50 cm nach innen versetzt, aufgestellt. In größeren Gruppen ist darauf zu achten, dass an jeder Ecke Kinder starten können, um das Lauffeld auseinander zu ziehen und um Verletzungen und Gedrängel (Behinderungen) zu vermeiden. Die Kinder sollten durch Startnummern oder Mannschaftsbänder unterschiedlich gekennzeichnet sein, um die Rundenzählung zu vereinfachen. Während der Laufzeit von 6 min ist laufen und gehen erlaubt und der Übungsleiter kann individuell entscheiden, an welchen Stellen er die noch zu laufenden Minuten ansagt. Nach Ablauf der Laufzeit bleibt jedes Kind an der Stelle stehen, an welcher es sich im Augenblick des Abpfiffs befindet. Die zurückgelegte Wegstrecke wird aus der Anzahl der Runden mal der Rundlänge zuzüglich der Wegstrecke der angefangenen letzten Runde berechnet.

**6-Minuten-Lauftest**

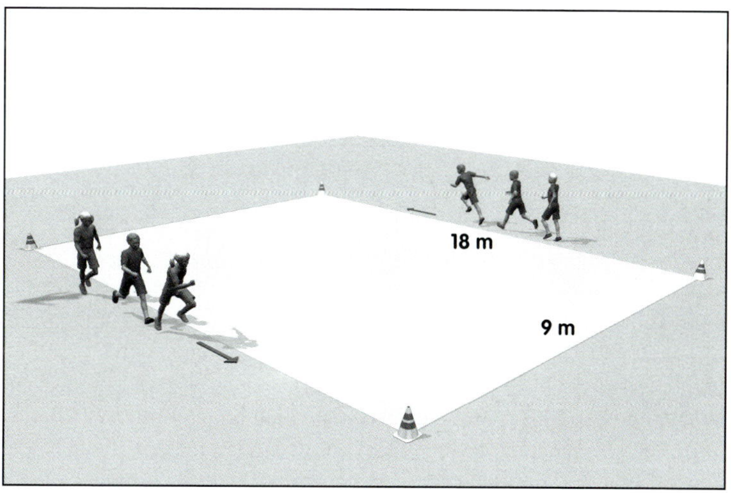


*Abb. 11:* 6-Minuten-Lauftest

**Didaktische Hinweise zur Durchführung**

Der Übungsleiter sollte auf die Notwendigkeit eines angemessenen Lauftempos hinweisen und gegebenenfalls durch ein anderes Kind demonstrieren lassen.

Kinder mit einer schwachen Ausdauerfähigkeit können auch kurze Gehpausen einlegen. Auch durch ein mehrfaches Wechseln zwischen Laufen und zügigem Gehen kann eine beachtliche Strecke zurückgelegt werden.

Nach dem Abpfiff sollen die Kinder sofort stehen bleiben, damit die gelaufenen Runden und die zusätzlichen Meter der letzen Runde notiert werden können. Danach sollten die Kinder ein paar Runden locker auslaufen.

Die zurückgelegte Distanz bei einem 6-Minuten-Lauf 10-jähriger Grundschüler betrug 1977 durchschnittlich 1145 m, 1991 bei Kleinstadtkindern 981 m und bei Großstadtkindern 890 m. Die folgende Übersicht (Tab. 1) gibt anhand der zurückgelegten Strecke beim 6-Minuten-Lauf eine Notenbewertung für die Ausdauerfähigkeit von 6- bis 16-jährigen Schülern vor. Die zurückzulegende Distanz für die jeweilige Note ist im Vergleich zu den Vorgaben früherer Lauftests deutlich geringer, d.h. die Schüler müssen heute für die gleiche Note eine geringere Strecke zurücklegen.

*Tab. 1:* Bewertung der Laufleistung (in m) im 6-Minuten-Lauftest (Dordel et al., 2008)

| **Jungen** | | | | | | |
|---|---|---|---|---|---|---|
| **Alter / Note** | **1** | **2** | **3** | **4** | **5** | **6** |
| **6 Jahre** | ≥ 1026 | 969–1025 | 887–968 | 792–886 | 659–791 | 0–659 |
| **7 Jahre** | ≥ 1146 | 1007–1145 | 936–1006 | 774–935 | 515–773 | 0–514 |
| **8 Jahre** | ≥ 1170 | 1070–1169 | 981–1069 | 843–980 | 666–842 | 0–665 |
| **9 Jahre** | ≥ 1255 | 1134–1254 | 1007–1133 | 895–1006 | 773–894 | 0–772 |
| **10 Jahre** | ≥ 1226 | 1116–1225 | 995–1115 | 872–994 | 756–871 | 0–755 |
| **11 Jahre** | > 1271 | 1110–1270 | 999–1109 | 864–998 | 708–863 | 0–707 |
| **12 Jahre** | ≥ 1259 | 1179–1258 | 1038–1178 | 878–1037 | 764–877 | 0–763 |
| **13 Jahre** | ≥ 1269 | 1161–1268 | 1071–1160 | 936–1070 | 699–935 | 0–698 |
| **14 Jahre** | ≥ 1348 | 1215–1347 | 1107–1214 | 954–1106 | 688–953 | 0–687 |
| **15 Jahre** | ≥ 1423 | 1260–1422 | 1153–1259 | 988–1152 | 546–987 | 0–545 |
| **16 Jahre** | ≥ 1425 | 1322–1424 | 1164–1321 | 1045–1163 | 742–1044 | 0–741 |

| Mädchen | | | | | | |
|---|---|---|---|---|---|---|
| **Alter / Note** | **1** | **2** | **3** | **4** | **5** | **6** |
| **6 Jahre** | ≥ 1022 | 966–1021 | 840–965 | 736–839 | 430–735 | 0–429 |
| **7 Jahre** | ≥ 1062 | 940–1061 | 846–939 | 758–845 | 663–757 | 0–662 |
| **8 Jahre** | ≥ 1097 | 991–1096 | 877–990 | 738–876 | 553–737 | 0–552 |
| **9 Jahre** | ≥ 1090 | 992–1089 | 900–991 | 837–899 | 726–836 | 0–725 |
| **10 Jahre** | ≥ 1138 | 979–1137 | 891–978 | 819–890 | 653–818 | 0–652 |
| **11 Jahre** | ≥ 1160 | 1015–1159 | 879–1014 | 802–878 | 678–801 | 0–677 |
| **12 Jahre** | ≥ 1143 | 1060–1142 | 937–1059 | 805–936 | 639–804 | 0–638 |
| **13 Jahre** | ≥ 1193 | 1088–1192 | 981–1087 | 862–980 | 693–861 | 0–692 |
| **14 Jahre** | ≥ 1185 | 1103–1184 | 1008–1102 | 864–1007 | 718–863 | 0–717 |
| **15 Jahre** | ≥ 1241 | 1089–1240 | 957–1088 | 847–956 | 437–846 | 0–436 |
| **16 Jahre** | ≥ 1230 | 1108–1229 | 972–1107 | 715–971 | 437–714 | 0–436 |

## *4.3 8-Minuten-Lauftest*

**8-Minuten-Lauftest**

Im 8-Minuten Lauftest besteht ebenfalls die Möglichkeit, Kinder auf ihre aerobe Ausdauerleistungsfähigkeit hin zu überprüfen, die Altersangaben in der Literatur differenzieren dabei sehr stark. Der Testablauf entspricht der Durchführung des 6-Minuten-Lauftests. In der Tabelle 2 wird der Leistungsstand der Kinder und Jugendlichen in Abhängigkeit vom jeweiligen Alter und von der erbrachten Laufleistung angegeben. Beim 8-Minuten-Lauftest erreichen heute 6- bis 10-jährige Kinder Leistungen, die 1977 zu fast 80 % mit der Note „schwach" oder „sehr schwach" bewertet worden wären.

*Tab. 2:* Einordnung der Laufleistung (in m) im 8-Minuten-Lauftest für österreichische Schüler

| Jungen | | | |
|---|---|---|---|
| **Leistungsstand / Alter** | **12 J.** | **13 J.** | **14 J.** |
| **1** | > 1520 | > 1580 | > 1630 |
| **2** | 1340–1510 | 1420–1570 | 1470–1620 |
| **3** | 1180–1330 | 1260–1410 | 1310–1460 |
| **4** | 1020–1170 | 1100–1250 | 1150–1300 |
| **5** | < 1010 | < 1090 | < 1140 |

| Mädchen | | | |
|---|---|---|---|
| **Leistungsstand / Alter** | **12 J.** | **13 J.** | **14 J.** |
| **1** | > 1510 | > 1570 | > 1620 |
| **2** | 1330–1500 | 1410–1560 | 1460–1610 |
| **3** | 1170–1320 | 1250–1400 | 1300–1450 |
| **4** | 1010–1160 | 1090–1240 | 1140–1290 |
| **5** | < 1000 | < 1080 | < 1130 |

Deutlich höher werden die Laufleistungen im 8-Minuten-Lauf für 8- und 9-jährige Jungen und Mädchen von Dordel und Bernoteit (1981) angegeben. So müssen 9-jährige Jungen mindestens 1850 m und Mädchen mindestens 1800 m für die Note „sehr gut" laufen. Mit einer extrem schwachen Leistung (Note 5) werden die Kinder bewertet, wenn sie weniger als 1250 m bzw. 1200 m zurücklegen. Die unterschiedlichen Richtwerte für die Beurteilung der Ausdauerleistungsfähigkeit im 8-Minuten-Lauf stehen möglicherweise im Zusammenhang mit der abnehmenden körperlichen Fitness der Kinder in den letzten 20 Jahren.

### *4.4 12-Minuten-Lauftest (Cooper-Test)*

**Cooper-Test**

Ein einfacher Test für größere Populationen mit unterschiedlicher Leistungsfähigkeit ist von Cooper (1970) vorgestellt worden. Der *Cooper-Test*, ein Lauf über 3.000 m oder über 12 min Dauer auf einer 400-m-Bahn, eignet sich zur Bestimmung der Ausdauerfähigkeit bei Kindern, Jugendlichen, Erwachsenen und Senioren (Cooper, 1984). Der Leistungszustand kann über die zurückgelegte Laufstrecke innerhalb von 12 min beurteilt werden. Der Test erfordert eine maximale Laufbelastung über die festgelegte Zeit, wobei die zurückgelegte Strecke gemessen wird.

Das beste Laufergebnis wird erzielt, wenn die Belastung mit möglichst gleich bleibendem Tempo durchgeführt wird. Endspurts beeinflussen das Ergebnis wenig. Aus der zurückgelegten Wegstrecke kann die maximale Sauerstoffaufnahme abgeschätzt und eine Beurteilung der Ausdauerfähigkeit erfolgen. Die Leistungsbewertung ist nach Alter und Geschlecht zu differenzieren. Dazu wurden unterschiedliche Vorschläge erarbeitet (Bloss, 1989; Beck & Bös, 1995; Johnath & Krempel, 1981; Schneider, 2002).

*Tab. 3:* Einordnung der Laufleistung (in m) im 12-Minuten-Lauftest (Jonath & Krempel, 1981; Schneider, 2002)

| Jungen | | | | | | | | |
|---|---|---|---|---|---|---|---|---|
| **Leistungsstand / Alter** | **11 J.** | **12 J.** | **13 J.** | **14 J.** | **15 J.** | **16 J.** | **17 J.** | **18 J.** |
| **ausgezeichnet** | 2800 | 2850 | 2900 | 2950 | 3000 | 3050 | 3100 | 3150 |
| **sehr gut** | 2600 | 2650 | 2700 | 2750 | 2800 | 2850 | 2900 | 2950 |
| **gut** | 2200 | 2250 | 2300 | 2350 | 2400 | 2450 | 2500 | 2550 |
| **befriedigend** | 1800 | 1850 | 1900 | 1950 | 2000 | 2050 | 2100 | 2150 |
| **ausreichend** | 1500 | 1550 | 1600 | 1650 | 1700 | 1750 | 1800 | 1850 |
| **mangelhaft** | 1200 | 1250 | 1300 | 1350 | 1400 | 1450 | 1500 | 1550 |

| Mädchen | | | | | | | | |
|---|---|---|---|---|---|---|---|---|
| **Leistungsstand / Alter** | **11 J.** | **12 J.** | **13 J.** | **14 J.** | **15 J.** | **16 J.** | **17 J.** | **18 J.** |
| **ausgezeichnet** | 2500 | 2550 | 2600 | 2650 | 2700 | 2750 | 2800 | 2850 |
| **sehr gut** | 2300 | 2350 | 2400 | 2450 | 2500 | 2550 | 2600 | 2650 |
| **gut** | 1900 | 1950 | 2000 | 2050 | 2100 | 2150 | 2200 | 2250 |
| **befriedigend** | 1500 | 1550 | 1600 | 1650 | 1700 | 1750 | 1800 | 1850 |
| **ausreichend** | 1200 | 1250 | 1300 | 1350 | 1400 | 1450 | 1500 | 1550 |
| **mangelhaft** | 900 | 950 | 1000 | 1050 | 1100 | 1150 | 1200 | 1250 |

Die Wertungstabelle für Mädchen wurde von Schneider (2002) auf der Basis aktueller Untersuchungen um 100 m in allen Kategorien nach unten revidiert. Für eine ausgezeichnete Laufleistung benötigen 11-jährige Mädchen demnach 2500 m anstatt wie bisher 2600 m. Mit dem Ergebnis des Cooper-Tests werden im Schulsport Noten für die Ausdauerleistungsfähigkeit vergeben. Die Leitungsanforderungen differenzieren nach Geschlecht und Alter. So müssen etwa Mädchen im Sportabitur 2775 m und Jungen 3175 m für 15 Punkte zurücklegen. Auch die FIFA setzt den Cooper Test ein. Sie überprüft damit die Ausdauerqualitäten ihrer Schiedsrichter. Wer Oberliga-Schiedsrichter im Fußball werden möchte, muss einen Cooper-Test-Wert von mindestens 2700 m erreichen. Von Fußballspielern der höchsten Spielklassen wird eine Laufstrecke von 3.300 bis 3.500 m in 12 min erwartet.

Für die Steuerung der Trainingsbelastung ist dieser Test kaum geeignet, weil er nur die Veränderung in der Laufleistung anzeigt und nicht die Ursachen. Eine verbesserte Aussage ermöglicht die Laktatmessung nach Beendigung des Tests. Hierdurch ist der Anteil des anaeroben Energiestoffwechsels beim Zustandekommen der Laufleistung abschätzbar.

Eine zusätzliche HF-Messung informiert über die Beanspruchung des Herz-Kreislauf-Systems während der Laufbelastung.

### *4.5 2-km-Walking-Test*

Der *Walking-Test* über 2 km wurde von Laukkanen (1993) entwickelt und bestimmt die aerobe Fitness gesunder Erwachsener bei moderater körperlicher Aktivität. Dieser Test wird mit schnellem, aber gleichmäßigem Gehtempo durchgeführt. Festgehalten werden Gehzeit und die Herzfrequenz (HF) am Belastungsende. Auf der Grundlage von erreichter Gehzeit, Herzfrequenz und persönlicher Daten (Alter, Geschlecht, Körpergröße, Körpergewicht) kann ein *Walk-Index* zur Schätzung der maximalen Sauerstoffaufnahme errechnet werden. Das Testergebnis kann mit dem Fitnessniveau anderer altersgleicher Personen gleichen Geschlechts verglichen werden. Bei regelmäßiger Testdurchführung ist die Veränderung der Ausdauerfitness einfach bestimmbar. Der 2-km-Walking-Test ist nur für gesunde Personen zwischen dem 20. und 65. Lebensjahr geeignet (Laukkanen et al., 2000) und nicht für Kranke und Kinder. Personen von über 65 Jahren können den Test nur durchführen, wenn sie gesund sind und sich regelmäßig belasten. Für leistungsorientierte Sportler bzw. Läufer sind die Ergebnisse zu ungenau und meist unterschätzt der Walk-Index ihre Leistungsfähigkeit. Die Formel zur Berechnung der Ergebnisse ist für Männer und Frauen unterschiedlich. Die Ergebnisse werden unter Einbeziehung des Alters, des BMI (Body-Mass-Index), der Gehzeit und der Herzfrequenz am Ende des Tests ermittelt. Walk-Index-Werte unter 100 bezeichnen ein unterdurchschnittliches und Walk-Index-Werte über 100 ein überdurchschnittliches Fitnessniveau. Aus diesem Index lassen sich Ableitungen für ein aerobes Ausdauertraining treffen. Je höher das individuelle Fitnesslevel ausfällt, desto länger werden die Trainingseinheiten. Wenn der Test regelmäßig durchgeführt wird, kann die Entwicklung der Fitness aufgezeigt werden. Wenn regelmäßig trainiert wird und das Fitnesslevel vorher sehr niedrig war, erhöht sich dieses umso schneller.

**2-km-Walking-Test**

*Tab. 4:* Berechnung des Walk-Index (nach Laukkanen, 1993)

| Männer |
|---|
| 420 + 0,2 x Alter – 11,6 x Zeit – 0,56 x Puls – 2,6 x BMI |
| Walk-Index = ______________ |

| Frauen |
|---|
| 304 + 0,4 x Alter – 8,5 x Zeit – 0,32 x Puls – 1,1 x BMI |
| Walk-Index = ______________ |

**Berechnung des Body-Mass-Index (BMI):**

**BMI = Körpergewicht in kg / (Körpergröße in m)$^2$**

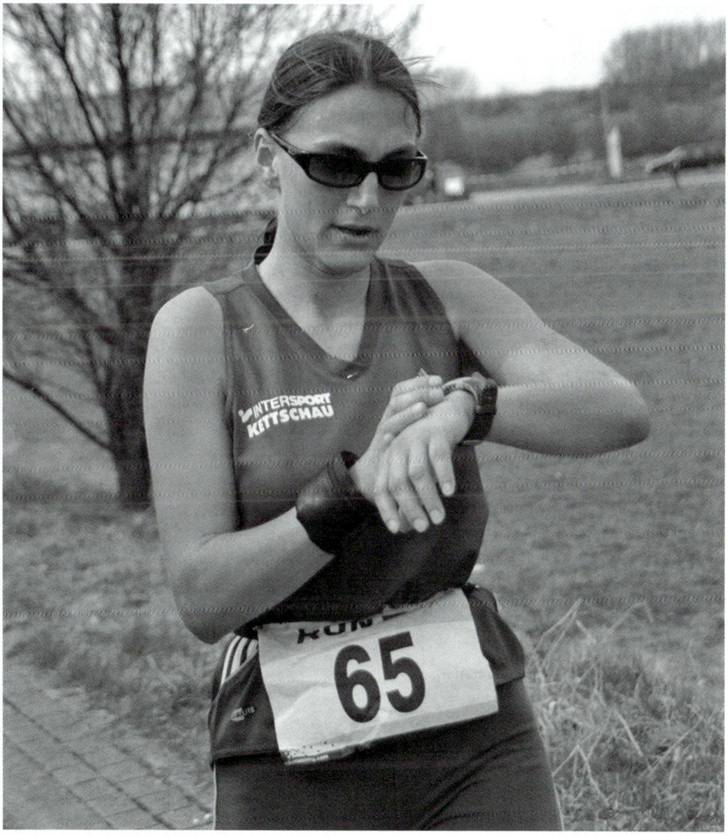

Die Tabelle 5 enthält Empfehlungen zur Trainingsdauer und Trainingshäufigkeit, angepasst an das individuelle Fitnessniveau basierend auf der Grundlage des Walk-Index.

*Tab. 5:* Bewertungstabelle zur Einordnung des Walk-Index und entsprechende Trainingsempfehlungen

| Walk-Index | Fitnesslevel | Trainingshäufigkeit | Dauer |
|---|---|---|---|
| < 70 | Deutlich unter Durchschnitt | 3-mal pro Woche | 20 bis 30 min |
| 70–89 | Leicht unter Durchschnitt | 3- bis 4-mal pro Woche | 30 bis 40 min |
| 90–95 | Unterer Durchschnitt | 3- bis 4-mal pro Woche | 40 bis 45 min |
| 96–105 | Durchschnitt | 3- bis 4-mal pro Woche | 45 bis 60 min |
| 106–110 | Leicht über Durchschnitt | 3- bis 4-mal pro Woche | 50 bis 60 min |
| 111–130 | Über Durchschnitt | 3- bis 4-mal pro Woche | 60 bis 70 min |
| > 130 | Deutlich über Durchschnitt | 3- bis 4-mal pro Woche | 60 bis 90 min |

## *4.6 Conconi-Lauftest*

**Conconi-Lauftest**

Der *Conconi-Test* ist ein spezielles Stufentestverfahren zur Beurteilung der Ausdauerleistungsfähigkeit von trainierten Läufern (Conconi et al., 1982). Er basiert auf dem Phänomen, dass die Herzfrequenz bei zunehmender Geschwindigkeit linear ansteigt und im oberen Belastungsbereich die Linearität verlässt. Der Punkt, an dem die HF von der Linearität abknickt, wird als *Umschlagpunkt* oder *Deflektionspunkt* bezeichnet. Er definiert den Übergang von einer vorwiegend aeroben zu einer anteilsmäßig höheren anaeroben Energiebereitstellung. Die HF am Deflektionspunkt hat eine besondere Bedeutung für die Belastungssteuerung bekommen. Der Conconi-Test wurde ursprünglich als Lauffeldtest entwickelt und später als Labortest für andere Sportarten sowie als Test für Kinder weiterentwickelt.

### *Conconi-Test beim Laufen*

**Laufen**

Der Test kann auf dem Laufband oder auf einer 200- bzw. 400-m-Rundbahn durchgeführt werden. Belastet wird mit Teilstrecken von 200 m ohne Pause, bei ansteigender Geschwindigkeit. Das Produkt aus Laufgeschwindigkeit und Laufzeit sollte auf jeder Stufe konstant bleiben. Die Anfangsgeschwindigkeit ist so zu wählen, dass mindestens acht Teilstrecken zu 200 m (1.600 m) absolviert werden können. Sportler mit einer 10 km-Bestzeit von 32 bis 38 min sollten mit einem Lauftempo von 12 km/h (= 60 s über 200 m) beginnen, für Schüler eignet sich eine Anfangsgeschwindigkeit von 8 km/h (Tab. 6). Die Laufgeschwindigkeit wird alle 200 m um 0,5 km/h gesteigert. Die HF und die exakte Laufzeit werden nach jeder Teilstrecke bestimmt, wofür ein Herzfrequenzmesser erforderlich ist. Der Test ist zu beenden, wenn der Sportler die vorgegebene Laufgeschwindigkeit nicht mehr einhält oder zu erschöpft ist.

*Tab. 6:* Lauftabelle des Conconi-Tests für Schüler mit einer Anfangsgeschwindigkeit von 8 km/h (die hervorgehobenen Zahlen stellen die Mindestsollzeiten an den 200-m-Messpunkten dar, die anderen Zahlen dienen der Kontrolle an den 50-m-Teilstrecken)

| Strecke (m) | 0 bis 1000 m Zeit (min:s) | 1000 bis 2000 m Zeit (min:s) | 2000 bis 3000 m Zeit (min:s) |
|---|---|---|---|
| 50 | 0:22,5 (8 km/h) | 6:59,6 (10,5 km/h) | 12:10,6 (13 km/h) |
| 100 | 0:45,0 | 7:16,8 | 12:24,4 |
| 150 | 1:07,5 | 7:33,9 | 12:38,3 |
| 200 | **1:30,0** | **7:51,1** | **12:52,1** |
| 250 | 1:51,2 (8,5 km/h) | 8:07,4 (11 km/h) | 13:05,4 (13,5 km/h) |
| 300 | 2:12,4 | 8:23,8 | 13:18,8 |
| 350 | 2:33,5 | 8:40,2 | 13:32,1 |
| 400 | **2:54,7** | **8:56,5** | **13:45,4** |
| 450 | 3:14,7 (9 km/h) | 9:12,2 (11,5 km/h) | 13:58,3 (14 km/h) |
| 500 | 3:34,7 | 9:27,8 | 14:11,2 |
| 550 | 3:54,7 | 9:43,5 | 14:24,0 |
| 600 | **4:14,7** | **9:59,1** | **14:36,9** |
| 650 | 4:33,7 (9,5 km/h) | 10:14,1 (12 km/h) | 14:49,3 (14,5 km/h) |
| 700 | 4:52,6 | 10:29,1 | 15:01,7 |
| 750 | 5:11,5 | 10:44,1 | 15:14,1 |
| 800 | **5:30,5** | **10:59,1** | **15:26,5** |
| 850 | 5:48,5 (10 km/h) | 11:13,5 (12,5 km/h) | 15:38,5 (15 km/h) |
| 900 | 6:06,5 | 11:27,9 | 15:50,5 |
| 950 | 6:24,5 | 11:42,3 | 16:02,5 |
| 1000 | **6:42,5** | **11:56,7** | **16:14,5** |

### *Testauswertung*

Die Auswertung der Testdaten kann mit Unterstützung von Softwareprogrammen oder per Hand vorgenommen werden. Bei der manuellen Auswertung werden die Zwischenzeiten und HF-Werte am Ende jeder 200-m-Stufe in einen Protokollbogen übertragen und anschließend grafisch dargestellt. Sind alle Punkte übertragen, wird eine Ausgleichs- bzw. Regressionsgerade in den linearen Bereich der HF-Werte gelegt. Der Abknickpunkt oder die „Conconi-Schwelle“ befindet sich im oberen HF-Bereich, dort wo die Wertepaare die lineare HF-Kennlinie verlassen (Abb. 12).

**Manuelle Auswertung**

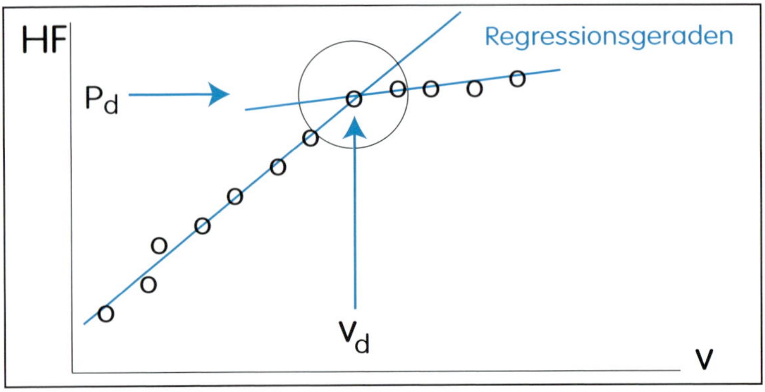


*Abb. 12:* Herzfrequenz-Geschwindigkeits-Beziehung nach dem Conconi-Lauftest mit Deflektionspunkt

***Beurteilung der Ausdauerleistungsfähigkeit***

Hauptkriterium für die Beurteilung der aeroben Ausdauerleistungsfähigkeit ist die erreichte Geschwindigkeit am Deflektionspunkt der HF-Leistungs- bzw. HF-Geschwindigkeits-Kurve. Je höher die erreichte Leistung bzw. Geschwindigkeit am Deflektionspunkt, desto besser ist die Grundlagenausdauer entwickelt.

**Aerobe Ausdauer**

Am Verlauf der HF-Kurve des Conconi-Tests lässt sich zusätzlich die anaerobe Ausdauerfähigkeit beurteilen. Ein niedriges anaerobes Niveau liegt vor, wenn HF und Leistung bzw. Geschwindigkeit nach Erreichen des Deflektionspunkts nur noch geringfügig ansteigen. Für ein hohes anaerobes Potenzial spricht, wenn nach dem Deflektionspunkt die Belastung über mehrere Minuten fortgesetzt werden kann und die HF weiter ansteigt (Abb. 13).

**Anaerobe Ausdauer**

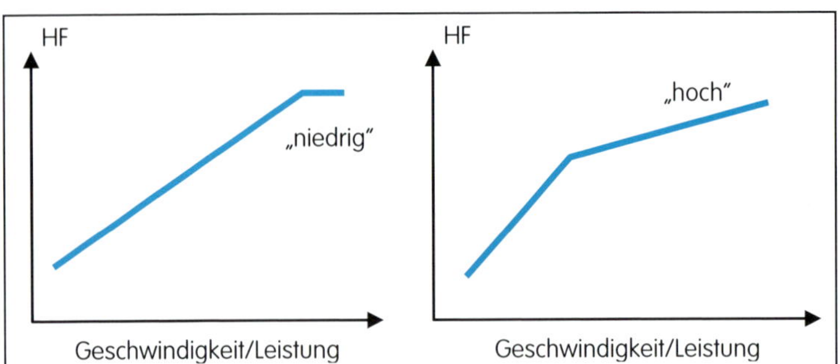


*Abb. 13:* Prinzipdarstellung von niedriger und hoher anaerober Leistungsfähigkeit beim Conconi-Test, ein geringer und flacher Anstieg der HF-Kurve nach dem Deflektionspunkt steht für eine geringe anaerobe Leistungsfähigkeit (links), ein relativ langer und steiler Anstieg dagegen für eine hohe anaerobe Leistungsfähigkeit (rechts)

Der *Deflektionspunkt* kennzeichnet die anaerobe „Conconi-Schwelle“, die sich von der anaeroben „Laktat-Schwelle“ unterscheidet. Je weiter rechts der Deflektionspunkt im HF-Geschwindigkeits-Diagramm liegt, desto höher kann die aerobe Leistungsfähigkeit angenommen werden.

***Beurteilung der Leistungsentwicklung***

Wird der Conconi-Test im Trainingsprozess in regelmäßigen Abständen (6 bis 8 Wochen) unter vergleichbaren Testbedingungen durchgeführt, so kann es zu folgenden Veränderungen der HF-Kennlinien kommen (Abb. 14):

**Bewertung der HF-Kurven**

*1. Rechtsverschiebung der HF-Kennlinie*

Die Rechtsverschiebung der HF-Kurve spricht für die Zunahme der Ausdauerleistungsfähigkeit. Das Herz schlägt bei gleicher Leistung mit verminderter Frequenz, d. h. es arbeitet ökonomischer. Hingegen bedeutet eine Linksverschiebung der HF-Kurve eine Abnahme der Ausdauerleistungsfähigkeit.

*2. Steiler HF-Kurvenverlauf bei gleichem HF-Abknickpunkt*

Zu Veränderungen in der Anstiegssteilheit der HF-Kurve kommt es, wenn der Trainingsschwerpunkt von einem überwiegend aeroben Grundlagentraining zu einem Training mit vorwiegend intensiven anaeroben Belastungen wechselt. Dieser Zustand ist im Trainingsprozess meist dann nachweisbar, wenn der Sportler das Vorbereitungstraining abgeschlossen hat und sich über intensiveres Training auf die Hauptwettkämpfe vorbereitet. Nach dem HF-Deflektionspunkt können die Sportler ihre Laufgeschwindigkeit noch steigern, indem sie bevorzugt den anaeroben Energiestoffwechsel nutzen.

*3. Flacher HF-Kurvenverlauf*

Ein flacherer HF-Kurvenverlauf signalisiert den Trend zu einer verbesserten Grundlagenausdauer. Das ist besonders nach einem umfangsbetonten Ausdauertraining der Fall. Generell zeigen die Kurven von Altersklassen-Sportlern und Marathonläufern einen flacheren Anstieg als jene von Jugendlichen und Mittelstreckenläufern.

*4. Kein Deflektionspunkt bestimmbar*

Wird bei vollständiger Ausbelastung und Einhaltung der Geschwindigkeitsvorgabe kein Abknickpunkt gefunden, so kann dies auf ungenügend ausgebildete anaerobe Leistungsgrundlagen, einem vorzeitigen Testabbruch oder einem nicht dem Originalbelastungsschema entsprechenden Versuchsdesign beruhen. Diese Annahmen werden gestützt, wenn die Laktatkonzentration bei Ausbelastung unter 4 mmol/l bleibt.

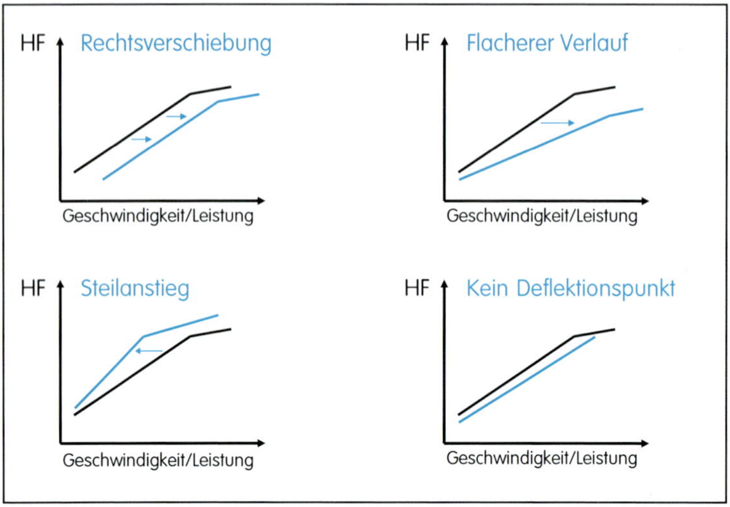


*Abb. 14:* Beurteilung der Leistungsentwicklung anhand der Veränderungen der HF-Kennlinien des Conconi-Tests (Hottenrott, 1993)

***Kritik am Conconi-Lauftest***

**Kritik am Conconi-Test**

- Es fehlt eine schlüssige Theorie, die eine Kausalität zwischen dem Abknickpunkt der HF-Kurve und der beginnenden Laktatakkumulation belegt.
- Die Conconi-Schwelle stimmt nicht mit der Laktat-Schwelle überein.
- Der Abknickpunkt der Herzfrequenz-Kennlinie kann nicht immer eindeutig ermittelt werden.
- Die Testergebnisse des Conconi-Tests erlauben Aussagen über die aerobe Leistungsfähigkeit, nicht aber über die aerobe Kapazität.

Kapitel

5

# Kenngrößen der Trainingsbelastung und Beanspruchung

# 5 Kenngrößen der Trainingsbelastung und Beanspruchung

In diesem Kapitel werden die Begriffe Belastung, Beanspruchung und Belastbarkeit erläutert und deren Bedeutung für den Schulsport herausgestellt.

Allgemein versteht man im Sport unter *Belastung* die Beschreibung der Trainingsarbeit, die bei gleicher Ausprägung zu individuell unterschiedlichen körperlichen und psychischen Beanspruchungen führt. Die methodischen Steuergrößen der Trainingsbelastung sind:

**Belastung**

- Trainingsumfang (z. B. Kilometerumfang, Stundenumfang)
- Trainingsdauer (z. B. Dauer einer Trainingseinheit)
- Trainingsintensität (z. B. Geschwindigkeit beim Laufen)
- Trainingshäufigkeit (z. B. Anzahl der Trainingseinheiten in der Woche)
- Trainingsdichte (z. B. Verhältnis von Trainings- und Erholungstagen)
- Bewegungsfrequenz (z. B. Schlagfrequenz beim Rudern)

Die Angabe der Bewegungsfrequenz ist in vielen Ausdauersportarten sehr bedeutsam. Wird beispielsweise das Radtraining bei niedriger Tretfrequenz (50 bis 60 U/min) ausgeführt, dann wird die Kraftausdauer der Beinmuskulatur entwickelt. Niedrige Bewegungsfrequenzen fördern auch beim Schwimmen, Rudern, Laufen oder Inlineskating die Kraftausdauer.

**Beanspruchung**

Die Auswirkung der Trainingsbelastung führt zur *Beanspruchung* der individuellen Fähigkeiten und Fertigkeiten des Sporttreibenden. Diese Beanspruchungen können mit biologischen Messgrößen (z. B. Herzfrequenz, Laktat), mit Hilfe von Beobachtungen (Selbst- und Fremdbeobachtung), Befragungen und psychologischen Skalierungsmethoden (z. B. Befindlichkeitsskala nach Borg) erfasst, bewertet und kontrolliert werden. Die sportliche Belastung bzw. die Ausdauereinheit im Schulsportunterricht stellt sehr variable Anforderungen an Körper und Organismus. Der Grad der Beanspruchung äußert sich u. a. im Anstieg der Herzfrequenz, in der Zunahme der Atemfrequenz, im Schwitzen, Muskelzittern und im Anstieg der Körpertemperatur. Gleiche Trainingsbelastungen können individuell unterschiedliche Beanspruchungen hervorrufen. Damit ist eine Steuerung des Ausdauertrainings nicht allein über die Belastungsvorgabe, sondern auch über die Beanspruchung möglich. Klassisches Beispiel hierfür ist ein Ausdauerlauf nach Herzfrequenzvorgabe.

Die Herzfrequenz ist ein häufig genutzter Indikator der Beanspruchung beim Sporttreiben. Während der körperlichen Aktivität passen sich die funktionellen Systeme in der Richtung an, in der sie beansprucht werden. Dies hat zur Folge, dass Ausdauertrainierte eine niedrigere Ruheherzfrequenz und niedrigere Herzfrequenzen für gleiche Belastungsintensitäten im Vergleich zu Untrainierten aufweisen. Die Anpassungsreaktionen durch ein Ausdauertraining ausschließlich im Rahmen des Schulsportunterrichts sind allerdings gering.

Belastung und Beanspruchung stehen in Wechselbeziehung zur individuellen Belastbarkeit und Leistungsfähigkeit. Konsequenterweise beansprucht eine mittlere Belastung einen Schüler mit hoher Leistungsfähigkeit nur gering, während die Beanspruchung durch die gleiche Belastung bei einem Schüler mit geringer Leistungsfähigkeit hoch sein wird. Verschiedene Belastungen müssen nicht immer zu unterschiedlichen Beanspruchungen führen. Gleiche Trainingsbelastungen hingegen lösen in der Regel unterschiedliche Beanspruchungen aus.

**Belastbarkeit**

Die *Belastbarkeit* des Schülers ist gegeben, wenn die Übungs- bzw. Trainingsbelastung im Funktionsbereich der Organsysteme ohne Einschränkung und Beschwerden ausgeführt werden kann. Eine eingeschränkte Belastbarkeit liegt vor, wenn beispielsweise auf Grund von chronischen Erkrankungen, Bewegungsschmerzen oder starker Ermüdung die sportliche Aktivität nur begrenzt ausgeführt oder aufrecht erhalten werden kann. Werden Ausdauereinheiten im Kontext von Beanspruchung und Belastbarkeit geplant und umgesetzt, können Überbeanspruchungen weitgehend vermieden werden. Dies erfordert beim Gruppentraining im Schul- oder Vereinssport eine Differenzierung und Individualisierung der Trainingsinhalte sowie ein hohes Maß an Eigenkompetenz. Im sportlichen Trainingsprozess sowie in der jeweiligen Ausdauereinheit ist es notwendig, das komplexe Bedingungsgefüge von Belastung und Beanspruchung und deren Beeinflussung durch Belastbarkeit, Leistungsfähigkeit und Ermüdungszustand zu beachten (Abb. 15).

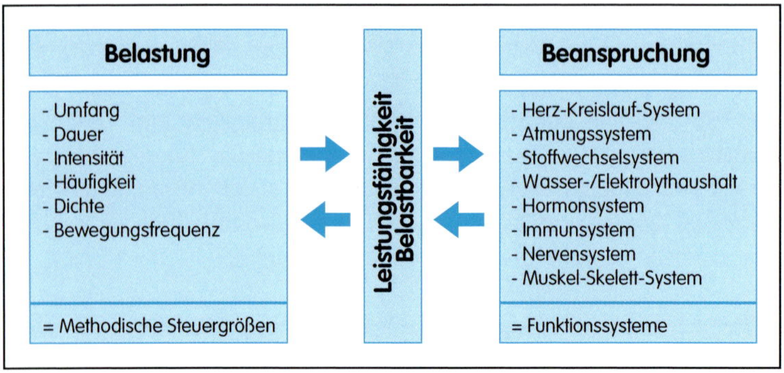


*Abb. 15:* Methodische Steuergrößen der Trainingsbelastung und beanspruchte Funktionssysteme sowie deren Wechselbeziehung zur Belastbarkeit und Leistungsfähigkeit

**Didaktische Hinweise**

Zum Thema Belastung und Beanspruchung im Schulsport liegen keine zitierfähigen Publikationen vor. In kleineren Projekten haben wir über Herzfrequenzmessungen erste Hinweise zur Beanspruchung der Schüler bei ausgewählten Sportstunden erhalten. Auffällig ist, dass die Herzfrequenzwerte nicht nur bei Laufübungen, sondern auch bei Ballspielen relativ hoch sind, wobei es zwischen den Schülern, insbesondere bezüglich der Belastungsdauer große Unterschiede gibt.

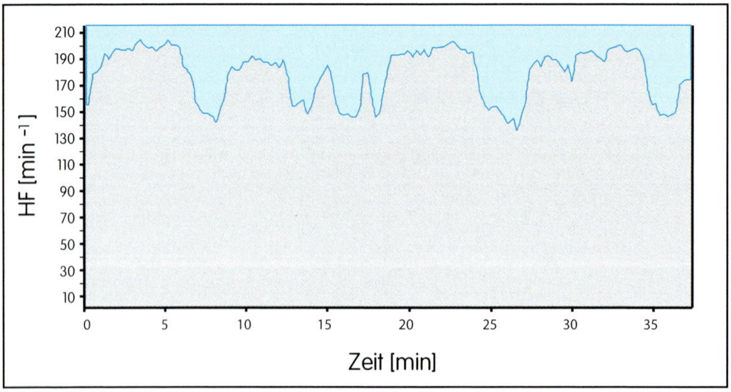


*Abb. 16:* Herzfrequenzverlauf einer Schülerin der 7. Klasse beim Volleyballspiel. Die mittlere HF für die Spielzeit beträgt 178 Schläge/min.

Die Herzfrequenzverläufe geben einen guten Einblick in das konditionelle Anforderungsprofil der Sportstunde. Wird die Herzfrequenz von allen Schülern während einer Sportstunde aufgezeichnet, dann liefert die Auswertung einen guten Ausgangspunkt für eine anschließende Reflexion. Wie das Thema Belastung und Beanspruchung unter Einsatz der Herzfrequenzmessung im Schulsportunterricht thematisiert werden kann, wird beispielhaft im Kapitel 10 dargeboten.

Kapitel

6

# Übungs- und Belastungsintensität

## 6 Übungs- und Belastungsintensität

Um Anpassungen in den Organ- und Funktionssystemen zu erzielen, muss das Ausdauertraining auf unterschiedlichen Intensitätsniveaus durchgeführt werden. Ein Ausdauertraining ausschließlich bei einer punktuell festgelegten Übungs- oder Belastungsintensität ist nicht sinnvoll. Die Variabilität in der Belastungsgestaltung trägt zur Förderung leistungsbeeinflussender Funktionssysteme bei. Auch wechselnde äußere Bedingungen erfordern eine variable Vorgabe der Belastungsintensität. Sie sollte sich in den Rahmen der physiologischen Belastungsverträglichkeit einordnen lassen. Auf Grund dieser Erkenntnisse haben sich in den Sportarten bestimmte Belastungsbereiche herausgebildet. Prinzipiell gilt, dass eine hohe Trainingsintensität nur auf der Basis einer hohen aeroben Ausdauergrundlage wirksam ist. Der Organismus kann nur begrenzt anaerob-aerobe Dauerbelastungen tolerieren.

**Belastungsintensität**

Die Entwicklung der komplexen Ausdauerfähigkeit erfordert ein Training in unterschiedlichen Belastungsbereichen, die auch als Trainings- oder Intensitätsbereiche bezeichnet werden. Sie müssen für jede Sportart, in Abhängigkeit der individuellen Leistungsfähigkeit, festgelegt werden. Im leistungssportlichen Training werden fünf Intensitätsbereiche von einander abgegrenzt, für die sich eine spezifische Terminologie in den einzelnen Sportarten herausgebildet hat (Tab. 7).

*Tab. 7:* Belastungsbereiche und Bezeichnungen in Ausdauersportarten

| | | Sportartbezogene Bezeichnungen | | | |
|---|---|---|---|---|---|
| Intensität der Belastung | Allgemeine Bezeichnung | Schwimmen | Rad | Lauf | Skilanglauf |
| Sehr niedrig | REKOM | KB | KB | reg. DL | KB |
| Niedrig | GA 1 | GA 1 | G 1 | ext. DL | STB |
| Mittel | GA 1-2 | GA 1-2 | G 2 | int. DL | STB/EB |
| Hoch | GA 2 | GA 2 | EB | TDL | EB |
| Sehr hoch | WSA/SA | SA | SB | TL | GB |

| | |
|---|---|
| WSA: Wettkampfspezifische Ausdauer | EB: Entwicklungsbereich |
| SA: Schnelligkeitsausdauer | STB: Stabilisierungsbereich |
| SB: Spitzenbereich | GA bzw. G: Grundlagenausdauer |
| GB: Grenzbereich | DL: Dauerlauf |
| KB: Kompensationsbereich | TL: Tempolauf |
| REKOM: Regenerations- und Kompensationstraining | TDL: Tempodauerlauf |
| | Ext.: Extensiv |
| Reg.: Regenerativ | Int.: Intensiv |

**Belastungsbereiche**

Die unterschiedlichen Bezeichnungen der Belastungsbereiche in den Sportarten sind historisch begründet. Im Skilanglauf und zum Teil im Radsport werden mit den Bezeichnungen „Stabilisierung“ und „Entwicklung“ die trainingsmethodischen Intentionen zum Ausdruck gebracht. Mit dem Begriff „Stabilisierung“ werden die Belastungen im GA 1-Bereich bezeichnet, die die erworbenen Leistungsgrundlagen festigen sollen. Der Begriff „Entwicklung“ kennzeichnet intensivere Belastungen im GA 2-Bereich zur Erhöhung des Ausdauerniveaus. Kritisch ist anzumerken, dass die Ausdauerfähigkeit in jedem Bereich auf unterschiedlichem Niveau entwickelt wird und die Bezeichnung „Entwicklung“ zu Fehldeutungen führen kann. Nachfolgend wird die trainingsmethodische Zielstellung der Belastungsbereiche dargestellt:

1. ***Regenerations- bzw. Kompensationstraining (REKOM)***
   *Ziel*: Unterstützung der Wiederherstellung, Beschleunigung der Regeneration.
   *Methode*: Dauermethode
   *Intensität*: niedrig
   *Stoffwechselbeanspruchung:* aerob

2. ***Grundlagenausdauertraining 1 (GA 1)***
   *Ziel*: Entwicklung und Stabilisierung der Grundlagenausdauerfähigkeit und Vorbereitung der Verträglichkeit von intensiven Belastungen.
   *Methode*: Dauermethode, Fahrtspielmethode
   *Intensität*: niedrig bis mittel
   *Stoffwechselbeanspruchung:* aerob

3. ***Grundlagenausdauertraining 2 (GA 2)***
   *Ziel*: Weiterentwicklung der Grundlagenausdauerfähigkeit auf höherem Intensitätsniveau und Vorbereitung der Wettkampfgeschwindigkeit.
   *Methode*: Intervallmethode, Fahrtspielmethode, Dauermethode
   *Intensität*: mittel bis hoch
   *Stoffwechselbeanspruchung:* aerob-anaerob

4. ***Wettkampfspezifisches Ausdauertraining (WSA)***
   *Ziel*: Entwicklung der Schnelligkeitsausdauer und wettkampfspezifischen Ausdauer.
   *Methode*: Wettkampfmethode, intensive Intervallmethode, Wiederholungsmethode
   *Intensität*: hoch bis sehr hoch
   *Stoffwechselbeanspruchung:* anaerob-aerob

**Möglichkeiten zur Festlegung der Belastungsbereiche**

Bezugspunkt zur Festlegung der Belastungsbereiche ist die Belastungsintensität. Hierbei zeigt die Festlegung über eine Laktatmessung die größte Sicherheit. Für dieses Verfahren sind eine exakte Laktatbestimmung aus kapillarem Ohr- oder Fingerblut und ein standardisierter Stufentest notwendig. Blutabnahmen lassen sich im Schul- und Vereinssport mit Kindern und Jugendlichen jedoch in der Regel nicht durchführen, sodass auf die weitere Erläuterung des Verfahrens verzichtet wird. Mit den nachfolgenden Methoden können Belastungsbereiche für das Ausdauertraining mit Schülern ermittelt werden:

**Festlegung von Belastungsbereichen**

- aus der Laktatkinetik von Labor- oder Feldstufentests (vgl. Hottenrott & Neumann, 2008)
- nach Herzfrequenzformeln (s. Seite 57)
- nach der individuellen sportartbezogenen maximalen Herzfrequenz
- aus der Herzfrequenzkinetik des Conconi-Tests (s. Kap. 4.6)
- aus der Streckenbestzeit bzw. maximalen Wettkampfgeschwindigkeit

***Belastungsbereiche nach Herzfrequenzformeln***

Herzfrequenzvorgaben für das Ausdauertraining sind zahlreich. In den vergangenen Jahren bemühte sich eine Vielzahl von Wissenschaftlern einfache Herzfrequenzformeln zu entwickeln und Voraussagen für die maximale Herzfrequenz zu machen. Die am häufigsten genannten Formeln sind:

**Herzfrequenzformeln**

- HFmax = 220 - Lebensalter (in Jahren)
- THF = 180 - Lebensalter (in Jahren) (Hollmann & Hettinger, 2000)
- THF = 180 - Lebensalter (in Jahren) plus fünf Herzschläge/Lebensjahrzehnt jenseits der dritten Dekade (Israel, 1982)
- THF = (HFmax – HF Ruhe) x Trainingsbelastung (relativ in %) + HF Ruhe (Karvonen & Vuorimaa, 1988)

Bei diesen allgemeinen Empfehlungen bleiben Sportart, Alter, Geschlecht, Leistungsfähigkeit und die Dauer der Belastung unberücksichtigt. Diese Faktoren beeinflussen aber die HF-Regulation wesentlich. Das kleinere Herz der Frau führt zu einem geringeren Schlagvolumen und einer höheren Ruhe- sowie submaximalen Herzfrequenz. Auch die Belastungsherzfrequenzen von Kindern und Jugendlichen zeigen ein anderes Anstiegsverhalten als die von Erwachsenen. Aus den Ergebnissen einer Vielzahl von Untersuchungen mit unterschiedlichen Alters- und Leistungsgruppen haben Hottenrott und Neumann (2007) eine neue HF-Formel für das Ausdauertraining hergeleitet:

**Trainingsherzfrequenz**

**$THF = HFmax \times 0{,}70 \times LF_i \times TZ_i \times GF_i \times SP_i$**

**THF** = Trainingsherzfrequenz

**HFmax** = 208 - 0,7 x Lebensalter für Erwachsene bzw. **HFmax** = 220 - Lebensalter für Kinder und Jugendliche (die Formeln sollten nur zur Anwendung kommen, wenn die maximale Herzfrequenz durch einen sportartspezifischen Test nicht bestimmt werden kann)

**$LF_i$ = Leistungsfaktoren** ($i_1$ = 1,0 Einsteiger; $i_2$ = 1,03 Fitnesssportler; $i_3$ = 1,06 Leistungssportler)

**$TZ_i$ = Trainingszielfaktoren** ($i_1$ = 1,0 GA 1 Training; $i_2$ = 1,1 GA 1–2 Training, $i_3$ = 1,2 GA 2 Training)

**$GF_i$ = Geschlechtsfaktoren** (Frauen: $i_1$ = 1,10 niedrige; $i_2$ = 1,06 mittlere; $i_3$ = 1,03 hohe Intensität; Männer: $i_4$ = 1,0)

**$SP_i$ = Sportartfaktoren** ($i_1$ = 1 Laufen)

Nach der Formel ergibt sich die Trainingsherzfrequenz (THF) aus dem Produkt mehrerer Faktoren. Dabei wird die maximale HF mit einem konstanten Faktor 0,7 und vier weiteren variablen Faktoren multipliziert. Da die maximale HF nicht immer mit einem sportartspezifischen Test bestimmt werden kann, können Erwachsene die HFmax nach der Formel *„HFmax = 208 - 0,7 x Lebensalter“* (Tanaka et al., 2001) und Schüler nach der Formel *„HFmax = 220 - Lebensalter“* ermitteln. Die Leistungsfaktoren (LF) berücksichtigen die Veränderung der Herzfrequenz in Abhängigkeit der Ausdauerleistungsfähigkeit. Untrainierte nehmen den Faktor 1,0, Fitnesssportler den Faktor 1,03 und Leistungssportler den Faktor 1,06. Die Trainingszielfaktoren (TZ) bestimmen die Herzfrequenz für drei typische Belastungsbereiche, nämlich für das Fettstoffwechsel- bzw. Grundlagenausdauertraining 1 ($TZ_1$ = 1,0), für das Herzkreislauf- bzw. Grundlagenausdauertraining 1–2 ($TZ_2$ = 1,1) und für das Grundlagenausdauertraining 2 bzw. intensive Ausdauertraining ($TZ_3$ = 1,2). Die Geschlechtsfaktoren (GF) tragen intensitätsabhängig zu einer geschlechtsspezifischen HF-Korrektur bei. Frauen geben bei niedriger Intensität (Fettstoffwechseltraining) den Faktor 1,10 ein, bei mittlerer Intensität den Faktor 1,06 und bei hoher Intensität den Faktor 1,03. Für Männer beträgt der Faktor 1,0, d.h. den Geschlechtsfaktor müssen Männer bei der Berechnung der Trainingsherzfrequenz nicht berücksichtigen. Der Sportartfaktor (SP) passt die Trainingsherzfrequenz an die unterschiedlichen sportartspezifischen Anforderungen bezüglich des Herz-Kreislauf- und Stoffwechsel-Systems an.

***Belastungsbereiche nach der maximalen Herzfrequenz***

Unter der maximalen HF wird jene HF verstanden, die von einem Sportler bei voller subjektiver Ausbelastung erreicht wird. Sie stellt einen Zustand der willensmäßigen Mobilisierung aller Leistungsreserven dar, unter Einsatz größerer Muskelgruppen mit höchstmöglicher Intensität. Die maximale HF kennzeichnet einen Momentanzustand des Herz-Kreislauf-Systems und hat keinen Bezug zur Leistungsfähigkeit des Sportlers.

**Maximale Herzfrequenz**

Der aus der Formel „HFmax = 220 - Lebensalter in Jahren" bestimmte Herzfrequenzwert liefert für die Intensitätsfestlegung nur ein grobes Maß, da dieser Wert vor allem bei Ausdauertrainierten von der tatsächlichen HFmax stark abweichen kann. Die Trainingsintensitäten sind genauer festlegbar, wenn die HFmax individuell bestimmt und in regelmäßigen Abständen (3 bis 6 Wochen) kontrolliert wird. Für die Bestimmung eignet sich ein stufenförmig ansteigender Belastungstest über etwa 10 min bis zur maximalen Ausbelastung. Dem HF-Maximaltest muss eine hinreichende Aufwärmphase von etwa 15 min vorausgehen. Voraussetzung für den Test ist ein guter gesundheitlicher Zustand.

Ist die HFmax bestimmt, können nach Tabelle 8 die Herzfrequenzbereiche errechnet werden. Zu beachten ist, dass die HF bei Schülern im niedrigen Intensitätsbereich höher ist als bei Erwachsenen.

*Tab. 8:* Herzfrequenzbereiche für das Ausdauertraining mit Kindern und Jugendlichen

| Belastungsintensität | Kennzeichnung | % der HFmax |
|---|---|---|
| niedrig | REKOM | < 75 % |
| niedrig bis mittel | GA 1 | > 75 – 80 % |
| mittel | GA 1-2 | > 80 – 85 % |
| mittel bis hoch | GA 2 | > 85 – 95 % |
| hoch bis sehr hoch | WSA | > 95 % |

***Belastungsbereiche aus der Herzfrequenzkinetik des Conconi-Tests***

Die individuellen Geschwindigkeiten für das Lauftraining werden prozentual von der Herzfrequenz und Geschwindigkeit am Deflektionspunkt des *Conconi-Tests* abgeleitet. Die Prozentwerte für die HF und Geschwindigkeit in den jeweiligen Belastungsbereichen sind nicht identisch. Dies erklärt sich dadurch, dass die HF-Geschwindigkeitskurve in der Regel nicht mit der Identitätslinie (45° Steigungsgerade) übereinstimmt. Die Abbildung 17 zeigt beispielhaft die Festlegung der Belastungsbereiche für den Ausdauerlauf. Kritisch anzumerken ist, dass

**Herzfrequenzkinetik des Conconi-Tests**

der Deflektionspunkt nicht immer bestimmt werden kann und dass die Belastungsbereiche aus Daten leistungssportlich trainierender Erwachsener abgeleitet wurden. Für Kinder und Jugendliche ist die HF im GA-Bereich höher einzustufen.

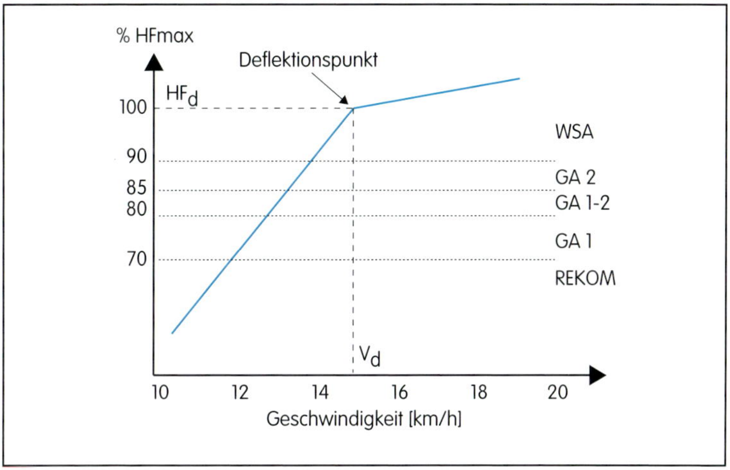


*Abb. 17:* Belastungsbereiche für den Ausdauerlauf (nach Hottenrott, 1993)

***Belastungsbereiche nach der Streckenbestzeit***

**Intensität nach Streckenbestzeit**

Die Festlegung von Belastungsintensitäten über Streckenbestzeiten oder mittlere Wettkampfgeschwindigkeiten war viele Jahre der einzige methodische Zugang zur individuellen Belastungssteuerung. Erfolgreiche Trainer entwickelten auf Grund ihrer mehrjährigen Erfahrung im Hochleistungssport Intensitätstabellen für die jeweiligen Disziplinen in den Ausdauersportarten. Im Schwimmen und im Mittelstreckenlauf haben diese Tabellen nach wie vor in der Trainingspraxis eine hohe Bedeutung, insbesondere für die Steuerung des hochintensiven Trainings. Problematisch scheint allerdings die Verallgemeinerung der Intensitätsvorgaben für alle Sportler, denn die muskulären Voraussetzungen (ST - und FT-Muskelfaseranteile) und das Niveau der Grundlagenausdauerfähigkeit können interindividuell erheblich variieren. Dies kann dazu führen, dass der Sportler über- oder unterfordert ist, da die Stoffwechselbeanspruchung nicht berücksichtigt wird.

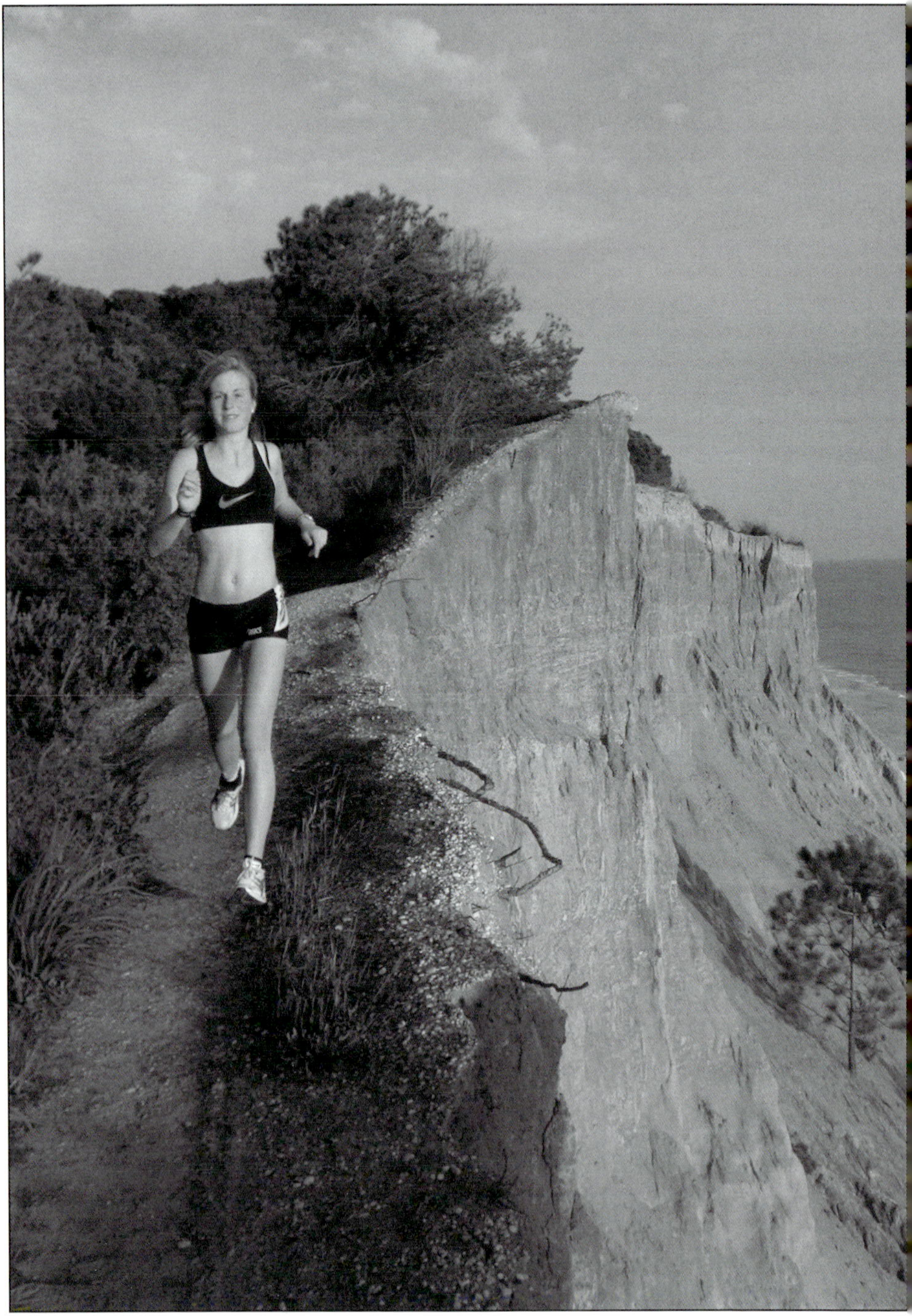

Kapitel

7

# Trainingsmittel und Trainingsmethoden

# 7 Trainingsmittel und Trainingsmethoden

Für das Ausdauertraining steht eine Vielzahl von Trainingsmitteln zur Verfügung, also Instrumentarien, die Schüler, Sportler und Trainer nutzen, um methodische, didaktische und pädagogische Prozesse zu realisieren. Zu ihnen zählen Trainingsübungen, Spielformen, Sportstätten und Sportgeräte sowie entsprechende Hilfs- und Messgeräte, aber auch audiovisuelle und psychologische Mittel, wie autogenes und mentales Training (vgl. Harre, 2003, S. 201). Aus sportmethodischer Sicht ist die inhaltliche Gestaltung der Schulsportstunde bzw. der Trainingseinheiten mit allgemeinen, semispezifischen und spezifischen Trainingsmitteln für die Umsetzung der Trainingsziele von besonderer Bedeutung.

## Allgemeine Trainingsmittel

Die *allgemeinen Trainingsmittel* umfassen alle unspezifischen Maßnahmen, die das sportartspezifische Ausdauertraining und den langfristigen Leistungsaufbau sinnvoll unterstützen. Sie werden auch als Crosstrainingsmittel bezeichnet. Mit ihnen wird die physische und psychische Belastbarkeit erhöht, die Regeneration nach harten Trainingsphasen beschleunigt und es werden Überbeanspruchungsreaktionen vermieden. Die allseitige Konditionierung beugt einseitigen Belastungen vor. High-Impact Sportarten, wie die Lauf- und Sprungdisziplinen in der Leichtathletik, die zu hohen Belastungen im Stütz- und Bewegungsapparat führen, können durch Low-Impact Sportarten, wie Radfahren oder Inlineskating, kompensiert werden. Mit allgemeinen Ausdauerübungen wird die Belastbarkeit des Sportlers erhöht, die Fähigkeit zur schnellen Wiederherstellung verbessert und die Voraussetzung zur Bewältigung hoher sportartspezifischer Ausdauerbelastungen geschaffen.

**Allgemeine Trainingsmittel**

Wie hoch der Anteil allgemeiner Trainingsmittel am Gesamtumfang sein sollte, ist von Sportart zu Sportart unterschiedlich. Auch im jahreszeitlichen Verlauf verschieben sich die Anteile vom allgemeinen zum speziellen Training. Prinzipiell nimmt das allgemeine Training von der allgemeinen zur speziellen Vorbereitungsphase (VP) bis hin zur Wettkampfperiode ab. Dies gilt auch für die Entwicklung vom Nachwuchstraining zum Hochleistungstraining (Abb. 18).

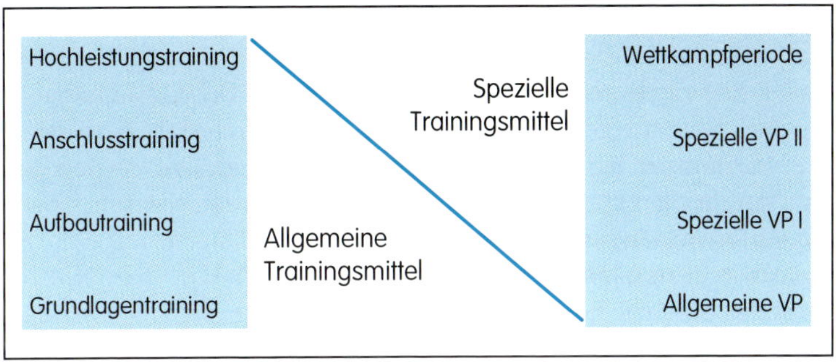


*Abb. 18:* Verhältnis von allgemeinen zu speziellen Trainingsmitteln in den Etappen des langfristigen Leistungsaufbaus (links) und den Perioden eines Trainingsjahres (Prinzipskizze)

Insgesamt lässt sich für das Hochleistungs- und Leistungstraining sowie für das Nachwuchstraining eine Vielzahl von Argumenten für den Einsatz allgemeiner Trainingsmittel liefern:

- Verbesserung der allgemeinen Ausdauer- und Kraftgrundlagen
- Erhöhung der Gesamttrainingsbelastung und Belastbarkeit
- Schaffung günstiger Voraussetzungen für das spezielle intensive Training
- Sicherstellung muskulärer Balance
- Umverteilung bzw. Reduzierung der Gesamtbeanspruchung des Stütz- und Bewegungssystems
- Bereicherung des Trainings durch vielfältige Angebote
- Förderung der Motivation

### Spezifische und semispezifische Trainingsmittel

**Semispezifische Trainingsmittel**

Im Hochleistungssport hat sich für die meisten Ausdauersportarten eine Differenzierung der speziellen Trainingsmittel in semispezifische und spezifische Trainingsmittel bewährt. Zu den *semispezifischen Trainingsmitteln* zählen alle Mittel, die der sportartspezifischen Bewegungsausführung sehr nahe kommen. Oft wird dabei die Technik mit einem anderen Sportgerät ausgeführt. Beispiele hierfür wären Rollski, Inlineskates, Rollbrett oder Gleitboard für die Sportart Skilanglauf, die isokinetische Schwimmbank für die Sportart Schwimmen, das Fahrradergometer und der Rollentrainer für den Radsport.

**Spezifische Trainingsmittel**

Zu den *spezifischen Trainingsmitteln* zählen alle Übungen, die zur Entwicklung spezieller konditioneller und koordinativer Fähigkeiten sowie zur Verbesserung der Sporttechnik und Taktik in einer Sportart beitragen. Das Lauf-ABC, der Steigerungslauf, der Hügellauf etc. wären spezifische Trainingsmittel (SpTM) des Mittel- und Langstreckentrainings.

Die Entwicklung allgemeiner Ausdauergrundlagen erfolgt durch den vorwiegenden Einsatz unspezifischer Trainingsformen und Trainingsmittel. Sie tragen zu einer erhöhten Belastbarkeit des Gesamtorganismus bei. Damit werden Voraussetzungen für eine erhöhte Wirksamkeit der spezifischen Trainingsformen und Trainingsmittel geschaffen. Für jede Ausdauersportart stehen vielfältige unspezifische Trainingsmittel zur Verfügung. Diese allgemeinen Trainingsmittel können nur dann vorteilhaft in das Training eingebunden werden, wenn der Sportler deren Bewegungstechnik beherrscht. Grundlage für die Aneignung spezieller Bewegungstechniken ist die Ausprägung differenzierter koordinativer Fähigkeiten und Fertigkeiten. Diese lassen sich besonders gut im Kindesalter ausprägen. Insofern ist es sinnvoll, auch in einem Ausdauercurriculum, eine Vielzahl allgemeiner Trainings- bzw. Übungsmittel zu integrieren. Die Übungssammlung zum Thema Laufen in Kapitel 8 kann dazu beitragen.

**Didaktische Hinweise**

Die Auswahl der richtigen Übungs- bzw. Trainingsmittel für den Sportunterricht ist für das Gelingen der Ausdauersportstunden außerordentlich wichtig. Die folgenden Fragen können bei der Auswahl hilfreich sein:

- Welche Übungsmittel stehen für die Ausdauereinheit grundsätzlich zur Verfügung?
- Sind die Übungsmittel für eine Differenzierung der Unterrichtsstunde geeignet?
- Gewährleisten die Mittel eine optimale Trainingsbelastung für die Schüler oder werden sie damit über- oder unterfordert?
- Haben die Übungsmittel einen hohen Aufforderungscharakter, sind sie motivierend für die Schüler?
- Wie viel Zeit ist für die Einführung der Übungsmittel erforderlich oder sind die Mittel den Schülern bekannt?
- Können die Lernziele mit den Übungsmitteln erreicht werden?

**Trainingsmethoden**

Trainingsmethoden sind planmäßig eingesetzte Verfahren der Gestaltung und Vermittlung von Inhalten zur Erzielung bestimmter Trainingswirkungen. Sie charakterisieren das „Wie“ des Trainings. Grundsätzlich lassen sich vier Arten von Trainingsmethoden unterscheiden, die in den folgenden Abschnitten erläutert und im Zusammenhang mit Beispielübungsformen dargestellt werden:

**Trainingsmethoden**

➜ Dauermethoden
➜ Intervallmethoden
➜ Wiederholungsmethoden
➜ Wettkampfmethoden

### Dauermethoden

**Dauermethoden**

Die *Dauermethoden* können in vier Varianten differenziert werden, die kontinuierliche extensive und kontinuierliche intensive Dauermethode (DM) sowie die variablen Dauermethoden, zu denen die Tempowechselmethode bzw. wechselhafte Dauermethode und die Fahrtspielmethode zählen (Abb. 19). Alle Dauermethoden kennzeichnen zyklische Belastungen ohne Pause.

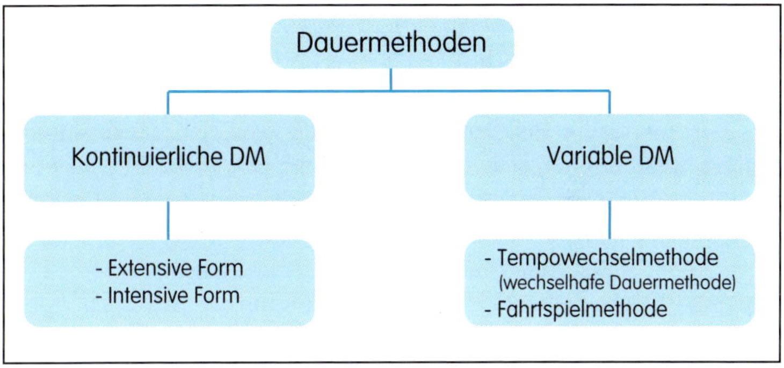


*Abb. 19:* Varianten der Dauermethoden

Die *kontinuierliche Dauermethode* wird im Ausdauersport am häufigsten angewandt. Das Wesen besteht in der ununterbrochenen, längeren Ausdauerbelastung und der relativ gleich bleibenden Intensität.

**Extensive Dauermethode**

Die *extensive Form* (Abb. 20) wird vorwiegend zur Ausprägung und Stabilisierung der Grundlagenausdauer und zur Wiederherstellung nach hoch intensiven Trainingsreizen eingesetzt. Die Belastungsdauer richtet sich nach der individuellen Belastbarkeit sowie nach disziplinspezifischen Besonderheiten. In der Regel sind es mehr als 30 min bis zu mehreren Stunden bei leichter bis mittlerer Intensität.

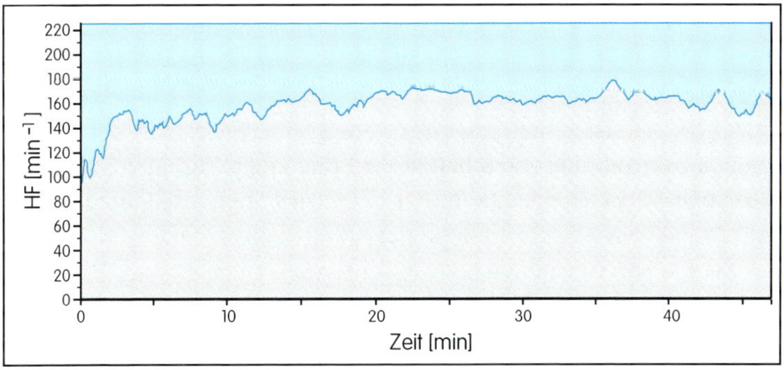


*Abb. 20:* Verhalten der Herzfrequenz einer 15-jährigen Schülerin beim Lauf nach der extensiven Dauermethode im GA 1-Bereich (die durchschnittliche HF beträgt 161 Schläge/min)

Die *intensive Form* der Dauermethode entwickelt die Grundlagenausdauer auf ein höheres Niveau. Bei einer Intensität im Bereich der anaeroben Schwelle bzw. 85 bis 90 % der maximalen Herzfrequenz muss die Belastungsdauer im Vergleich zur extensiven Form deutlich verkürzt werden.

**Intensive Dauermethode**

Wird bei der kontinuierlichen Dauermethode die Belastungsintensität nach der Geschwindigkeit oder Leistung gesteuert, dann ist zu beachten, dass mit zunehmender Belastungsdauer die Anforderungen an den Stoffwechsel, die Muskulatur sowie das Stütz- und Bewegungssystem steigen und die erhöhte Körperkerntemperatur zum Anstieg der Herzfrequenz führt. Wird bei einer zunehmenden Ermüdung die Geschwindigkeit oder Leistung nicht reduziert, so steigt die Beanspruchung und mit ihr die Herzfrequenz um 10 bis 20 Schläge / min in einer Stunde an. Wird andererseits die Ausdauereinheit im „Steady-State" der HF absolviert, können Belastungsintensität und metabolische Beanspruchung über die Zeit abnehmen (vgl. Hottenrott & Neumann, 2008).

**Hinweise zum Einsatz im Schulsport**

Die kontinuierliche Dauermethode ist im Schulsportunterricht, insbesondere in den unteren Lernklassen nur bedingt geeignet, es sei denn, es werden Trainingsmittel gewählt, deren Techniken die Schüler überwiegend beherrschen und die eine kontinuierliche Dauerbeanspruchung auch bei weitgehender Untrainiertheit ermöglichen. Beispiele hierfür wären das Radfahren, Mountainbiking, Skilanglauf, Nordic Walking, Walking und Schwimmen. Laufen nach der kontinuierlichen Dauermethode ist in den ersten Unterrichtsstunden meist nicht möglich, da die Leistungsvoraussetzungen für den Dauerlauf vielfach von den Schülern nicht mitgebracht werden. Ziel eines Ausdauercurriculums sollte es jedoch sein, dass alle Schüler am Ende der Lehreinheit 30 min langsam ohne Pause laufen können (s. Kap. 10.2). Um dieses Ziel zu erreichen, ist es sinnvoll die Schüler mit spielerischen Übungsformen an das Ausdauertraining mit der Dauermethode zu gewöhnen.

**Beispiele**

- 15 bis 30 min Schwimmen mit wechselnder Lage
- 30 bis 45 min (Nordic) Walking auf einem interessanten Parcours
- 10 bis 30 min Laufen (möglichst nicht auf der Laufbahn)
- Überholspur (8.3.1 c)
- Laufen und Reden (8.3.1 f)
- Handicap-Lauf (8.3.2 c)
- Fahrtspiel (8.3.4 a)
- Hindernislauf/Querfeldeinlauf (8.3.4 c)
- Tempomacher (8.3.5 a)
- Run & Bike (8.3.5 f)

- Körpergefühlslauf (8.3.5 h)
- Zeitschätzlauf/Tempogefühlslauf (8.3.6 a)
- Lebendige Uhr (8.3.6 c)
- Kilometerzähler (8.3.8 a)
- „Laufend etwas bewegen“ (8.3.8 b)
- Tag- und Nacht-Lauf (8.3.8 e)

**Tempowechselmethode**

Die *Tempowechselmethode*, auch als *wechselhafte Dauermethode* bezeichnet, gehört zu den variablen Dauermethoden und unterscheidet sich von der kontinuierlichen Dauermethode dadurch, dass innerhalb einer Trainingseinheit mehrfach zwischen Anforderungen in aerober und aerob-anaerober Stoffwechselbeanspruchung sowie einer wettkampfspezifischen Intensität gewechselt wird. Im Vergleich zur Intervallmethode haben die intensiveren Belastungseinlagen eine längere Dauer (> 3 min). Die Anzahl der Belastungswechsel ist meist geringer als bei der Intervallmethode. Erholungspausen werden nicht eingelegt. Die Entlastungsphasen erfolgen in aerober Stoffwechsellage. Zur individuellen Belastungssteuerung eignet sich ein Herzfrequenzmessgerät, mit dem die einzelnen Belastungsphasen programmiert werden können (Abb. 21).

Ziel des Trainings nach der Tempowechselmethode ist die Verbesserung der Leistungsfähigkeit im höheren Intensitätsbereich, der Erwerb einer schnellen Umstellungsfähigkeit bei Intensitätswechsel, die Gewöhnung an höhere Intensitäten und die Vorbereitung wettkampfspezifischer Belastungen. Die Intensitäten können mittels programmierter oberer und unterer Herzfrequenzgrenzen gesteuert werden.

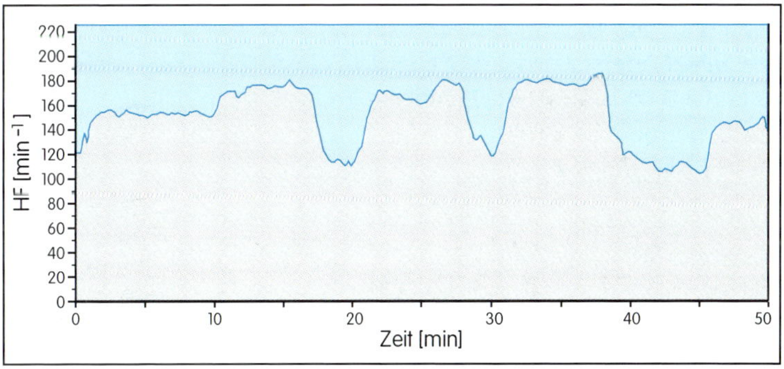


*Abb. 21:* Beispiel der Herzfrequenzregulation bei einer 15-jährigen Schülerin bei Anwendung der Tempowechselmethode (3 x 7 min im GA 1-2 Bereich, 3 min lockeres Laufen dazwischen)

Durch die aktive Pausengestaltung im aeroben Bereich und durch die längere Dauer der intensiveren Belastungsphasen ist die Tempowechselmethode zu Beginn des Ausdauertrainings, ähnlich wie die Dauermethode, im Sportunterricht wohl nicht geeignet. Allerdings bildet sie die Möglichkeit das Ausdauertraining abwechslungsreicher zu gestalten und findet dementsprechend in späteren Phasen des Trainingsaufbaus ihre Anwendung. Durch den ständigen Verbleib in einem trainingswirksamen Bereich wechselt die Intensität planmäßig oder an das Gelände angepasst zwischen gering bis hoch. Auf Grund der genannten Vorteile sollte der Sportlehrer den Charakter der Tempowechselmethode durch spielerische Übungsformen in die Ausdauerschulung mit einbauen.

**Hinweise zum Einsatz im Schulsport**

**Beispiele**

- Im Wechsel eine langsamere und eine schnellere 400 m Runde laufen (Jungen 5 bis 8 Runden, 2000 m bis 3200 m; Mädchen 4 bis 7 Runden, 1600 m bis 2800 m), zur Tempoorientierung in der Erwärmung zwei Runden mit unterschiedlichem Tempo und mit Zeitmessung absolvieren
- Überholspur (8.3.1 c)
- Laufdreieck (8.3.1 h)
- Abholstaffel (8.3.3 d)
- Tempomacher (8.3.5 a)

**Fahrtspielmethode**

Die *Fahrtspielmethode* ist eine besondere Form der Tempowechselmethode. Hierbei wird ohne Pause, mit häufigem Tempowechsel, auf unterschiedlich langen Streckenabschnitten trainiert. Die Belastungsintensität wird meist nicht vorausgeplant. Sie wird dem subjektiven Beanspruchungsempfinden oder dem Streckenprofil untergeordnet. Methodisch wird das Training als ein Spiel mit der Geschwindigkeit erlebt. Die Fahrtspielmethode ist geeignet, die Selbstständigkeit Trainierender zu erhöhen und eine Auflockerung im Training zu erreichen.

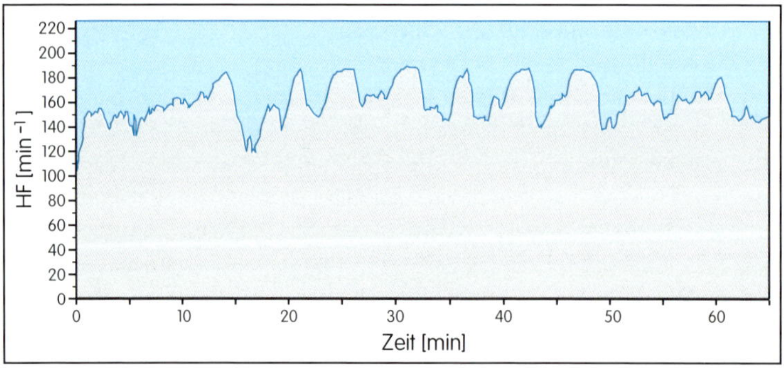


*Abb. 22:* Beispiel der Herzfrequenzregulation bei einer 15-jährigen Schülerin bei Anwendung der Fahrtspielmethode

Bei allen Dauermethoden sind bei der Steuerung der Belastungsintensität begleitende HF-Messungen sinnvoll. Durch Eingabe der Ober- und Untergrenze lässt sich die Herz-Kreislauf-Beanspruchung im gewünschten Bereich realisieren. Ein akustisches Signal ertönt, sobald die Herzfrequenz außerhalb der Grenzen liegt. Auf profilierten Strecken muss der Sportler die Geschwindigkeit variieren, um im eingestellten HF-Bereich zu bleiben. Ein größerer HF-Regulationsbereich ist in diesem Fall einzustellen. Auf flachen Trainingsstrecken können die HF-Grenzen problemlos eingehalten werden.

**Hinweise zum Einsatz im Schulsport**

Den wohl häufigsten Einsatz im Schulsport findet die Fahrtspielmethode. Auf Grund der subjektiven Belastungssteuerung – angepasst an das Streckengelände – erfreut sich diese Methode großer Beliebtheit bei den Schülern. Durch die erhebliche Bandbreite der Intensität und Belastungsdauer von Sprint bis Dauerbelastungen bildet sie die perfekte Abwechslung zu den anderen eher standardisierten Trainingsmethoden. Der Sportlehrer ist dazu angehalten ein passendes Trainingsgelände zu finden oder zu kreieren, um den Schülern das Spiel mit den unterschiedlichen Schrittlängen und der Variation der Geschwindigkeit zu ermöglichen (hügelig, kupiert, Wiese, Sandwege, Waldwege). Die Schüler erfahren welche Schrittlängen und Geschwindigkeiten für welche Geländeformen angebracht sind. Um besonders Sprunggelenksverletzungen im Gelände zu vermeiden, ist es angebracht im Vorfeld Laufkoordinationsübungen durchzuführen.

**Beispiele**

- Überholspur (8.3.1 c)
- Figuren laufen (8.3.1 g)
- Laufen um Mattenreihen (8.3.2 a)
- Slalomlauf um Langbänke (8.3.2 b)
- Rhythmuslauf (8.3.2 d)
- Fahrtspiel (8.3.4 a)
- Hindernislauf/Querfeldeinlauf (8.3.4 c)
- Orientierungslauf (8.3.4 d)
- Schattenlauf (8.3.5 d)

**Intervallmethoden**

**Intervallmethoden**

Die *Intervallmethoden* sind durch einen systematisch geplanten Wechsel von Belastungs- und Erholungsphasen in einer Trainingseinheit gekennzeichnet. Die Pausen führen im Vergleich zur später beschriebenen Wiederholungsmethode zu keiner vollständigen Erholung. Dadurch kommt es zum Anstieg der Ermüdung von Intervall zu Intervall. Über die Gestaltung der Pausen bezüglich Dauer und Intensität (passiv/aktiv) gibt es unter den Trainern kontroverse Vorstellungen.

Viele Empfehlungen basieren auf dem Verhalten der Erholungsherzfrequenz während der Intervallpause. Nach Scholich (1982) umfasst die lohnende Pause etwa das erste Drittel der Zeit, die für die völlige Erholung notwendig ist. In dieser Zeit gehen die Erholungsvorgänge besonders rasch vor sich. Die HF sinkt von etwa 180 bis 200 Schläge/min auf etwa 120 bis 140 Schläge/min ab. Nach dieser Teilerholung kann die neue Belastung beginnen. Die Erholungsherzfrequenz hat zwar eine Bedeutung für die Belastungssteuerung des Intervalltrainings, allerdings sollte die Pausenlänge nicht allein nach dem Erholungsverhalten des Herz-Kreislauf-Systems festgelegt werden. Zu berücksichtigen ist auch die muskuläre Erholung nach anaerober Beanspruchung. Eine Herzfrequenz von 120 Schlägen/min ist für eine „lohnende Pause" nur ein grober Anhaltswert für den richtigen Zeitpunkt des Beginns der nächsten Belastung. Das Herzfrequenzverhalten wird maßgeblich vom Leistungs- und Trainingszustand des Sportlers und dem aktuellen Ermüdungsgrad bestimmt. Weiterhin beeinflussen Lebensalter, Geschlecht sowie Veranlagung die Geschwindigkeit des Rückgangs der Herzfrequenz in der Intervallpause.

**Extensive Intervallmethode**

In den Ausdauersportarten haben sich mehrere Varianten der Intervallmethoden entwickelt, die sich nach der Intensität in eine extensive und intensive Form klassifizieren lassen. Die *extensive Intervallmethode* ist charakterisiert durch eine mittlere Belastungsintensität, einer Dauer der Intervallbelastung von 30 bis 180 s und einer Intervallpause von 2 bis 3 min. Im Schwimmen sind kürzere Pausen von nur 15 s üblich. Die HF kann zur Steuerung der Belastungs- und Erholungsphasen beitragen. In den Entlastungsphasen sollte die HF mindestens um 20 Schläge/min sinken (Abb. 23). Moderne HF-Messgeräte ermöglichen die Programmierung der Belastungs- und Erholungszeiten vor Trainingsbeginn. Damit sind Intervalltrainingseinheiten standardisierbar. Dies vereinfacht die Analyse der Trainingseinheit hinsichtlich der aktuellen Belastbarkeit und der individuellen Fortschritte. Bei unveränderter Pausenlänge informiert die Erholungsherzfrequenz über den Grad der Ermüdung. Sinkt die HF in der Erholungspause nur marginal, dann ist die Belastbarkeit für das gewählte Programm unzureichend.

Das Training mit der extensiven Intervallmethode dient zur Entwicklung der Kraft- und Grundlagenausdauerfähigkeit im aerob-anaeroben Funktionsbereich. Wettkampfnahe Anforderungen für die Langzeitausdauerdisziplinen werden vorbereitet und die Bewegungstechnik bei höheren Intensitäten ausgeprägt.

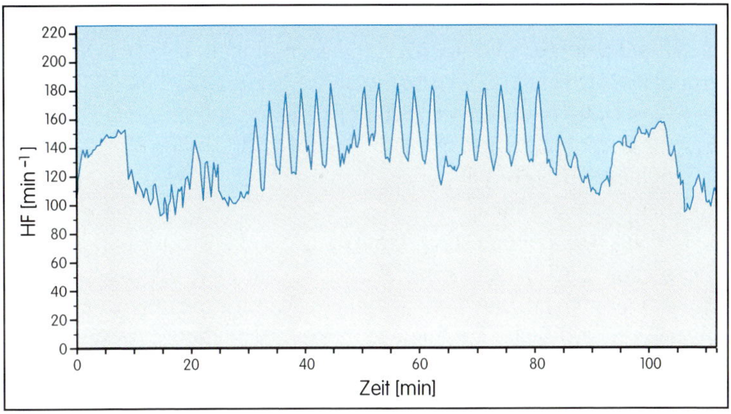


*Abb. 23:* Verhalten der Herzfrequenz einer 15-jährigen Schülerin beim Lauftraining nach der extensiven Intervallmethode (15 x 100 m mit 100 m Geh- bzw. Trabpause)

**Hinweise zum Einsatz im Schulsport**

Die extensive Intervallmethode bietet die Möglichkeit, die Schüler auf wettkampfspezifische Ausdauerbelastungen vorzubereiten. Die nötigen Reize werden im aerob-anaeroben Übergangsbereich durch den Wechsel zwischen relativ kurzen Belastungen und Erholungsphasen gesetzt. Die Methode hilft darüber hinaus die Bewegungstechnik bei größeren Intensitäten zu stabilisieren und die Grundlagenausdauer weiter zu entwickeln. Sie stellt daher auch eine Abwechslung zu den Dauermethoden dar und kann einen weiteren wichtigen Schritt in der Vorbereitung auf einen Kontrolltest darstellen. Spielerische Übungsformen der extensiven Intervallmethode mit der individuellen Differenzierungsmöglichkeit der Teilstreckenlängen, der Teilstreckengeschwindigkeiten und der aktiven Erholungspausen sind so auch im Sportunterricht umsetzbar (Martin et al., 1999, S. 371). Die Verwendung von kleinen Spielen bietet sich in gewissem Maße an, da sie dem Bewegungsmuster von Kindern entsprechen und die nötigen Pausen gewähren. Der Nachteil besteht in der mangelnden Planmäßigkeit der vorher genannten Dosierungsparameter (Martin et al., 1994, S. 248)

**Beispiele**

- 10 bis 15 x 100 m Sprints mit mittlerer bis hoher Intensität (GA 2) und 100 m Geh- bzw. Trabpause
- 8 bis 15 x 200 m Läufe mit mittlerer bis hoher Intensität (GA 2) und 400 m Geh- bzw. Trabpause
- 3 bis 5 x 800 m Läufe mit mittlerer bis hoher Intensität (GA 2) und 2 bis 5 min Geh- bzw. Trabpause
- Inselfangen (8.3.1 j)
- Kommando Pimperle (8.3.1 k)
- Puzzlelauf (8.3.3 b)

- Lauf-Memory (8.3.3 c)
- Abholstaffel (8.3.3 d)
- Astronautenspiel (8.3.3 e)
- Mensch ärgere dich nicht (8.3.3 f)
- Würfelspiel (8.3.3 g)
- Zuglauf (8.3.5 g)
- Minutenlauf (8.3.6 d)
- Dreieckslauf/Viereckslauf (8.3.6 e)

**Intensive Intervallmethode**

Die *intensive Intervallmethode* zeichnet sich durch mehrere aufeinander folgende Intervallbelastungen über 15 bis 60 s bei hoher bis sehr hoher Intensität und einer Intervallpause von 15 bis 90 s aus. Besonders kurze Intervallpausen sind im Schwimmsport üblich. Die Gesamtbelastung wird nicht allein von der Belastungsintensität, sondern dem Belastungs-Pausen-Verhältnis bestimmt. Die muskuläre Beanspruchung erhöht sich mit der Zahl der Intervallbelastungen. Am Ende einer Serie ist eine starke Übersäuerung der Muskulatur normal. Mit der HF-Messung kann die Intensität bei Intervallbelastungen nicht gesteuert werden. Sie erlaubt jedoch die Beurteilung der Gesamtbeanspruchung (Abb. 24). Die intensive Intervallmethode dient der Ausbildung wettkampfnaher motorischer Anforderungen und deren Stabilisierung gegenüber Störgrößen. Die anaerobe Leistungsfähigkeit kann mit der Intervallmethode erhöht werden.

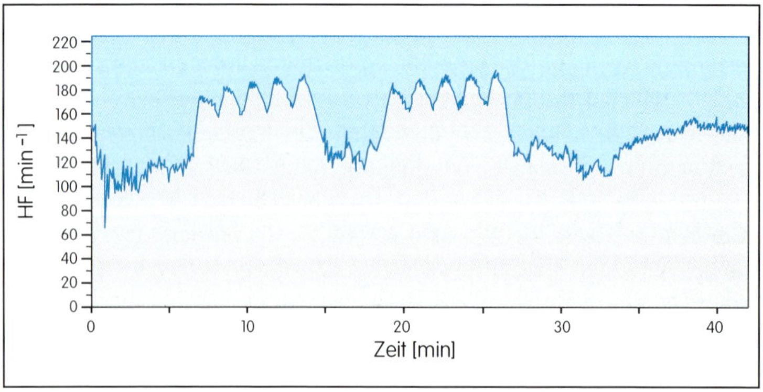


*Abb. 24:* Verhalten der Herzfrequenz beim intensiven Intervalltraining (2 x 5 x 200 m, Start jede Minute) einer 15-jährigen Schülerin

Die intensive Intervallmethode kann den nächsten Schritt darstellen, um die Schüler auf eine Wettkampfbelastung oder einen Kontrolltest vorzubereiten. Der Sportlehrer ist bei dieser Methode besonders dazu angehalten die Schüler zu motivieren, da die Intensitäten und damit die physische und psychische Belastung durch die kurzen Pausenzeiten

**Hinweise zum Einsatz im Schulsport**

sehr hoch gestaltet sein sollten. Durch diese Intensitätssteigerung erhöhen die Schüler ihre Kapazität auf motorischer, physischer und psychischer Ebene und es kommt zu einer weiteren Stabilisierung gegenüber größeren Belastungsreizen. Die bei der extensiven Intervallmethode angebrachten Bemerkungen über ihren Einsatz lassen sich auch auf die intensive Intervallmethode übertragen.

**Beispiele**

- 2 Laufserien von je 5 x 100 m Sprints im submaximalen Bereich (ca. 95 %) mit 100 m Gehpause (zwischen den Serien 8 bis 10 min Pause)
- 2 Laufserien von je 3 x 150 m Sprints im submaximalen Bereich (ca. 95 %) mit 2 bis 3 min Pause nach jedem Lauf (zwischen den Serien 6 bis 8 min Pause)
- 2 Laufserien von je 5 x 300 m Läufen im submaximalen Bereich (ca. 90 %) mit 100 m Gehpause (zwischen den Serien 10 min Pause)
- 6 bis 8 x 300 m Läufe im submaximalen Bereich (ca. 90 %) mit 100 m Geh- bzw. Trabpause

**Wiederholungsmethode**

**Wiederholungsmethode**

Bei der *Wiederholungsmethode* sind die einzelnen Belastungen kurz und hochintensiv, sodass hohe Laktatkonzentrationen (> 10 mmol/l) bereits nach der ersten Wiederholung entstehen können. Im Gegensatz zur intensiven Intervallmethode, sollte es in der Pause zu einer nahezu vollständigen Erholung der beanspruchten Funktionssysteme bis auf das Vorstartniveau kommen. Die Pausenwirkung ist durch Messung der Laktatkonzentration objektivierbar aber im Schulsport nicht umsetzbar. Für einen Laktatabbau bis auf das Ausgangsniveau sind Pausen von 30 min und länger erforderlich. In der Pause muss die Aktivität des Zentralnervensystems auf einem optimalen Niveau bleiben, um die nachfolgende Belastungsintensität auf einem hohen Niveau sichern zu können. Die Anzahl der Wiederholungen ist im Vergleich zur Intervallmethode niedriger und meist auf 2 bis 6 Belastungen in einer Trainingseinheit begrenzt. Bei der Wiederholungsmethode mit Belastungen über mehrere Minuten kann die Belastungsherzfrequenz als Kontrollgröße eingesetzt werden. Wird das Verhalten der Erholungsherzfrequenz nach jeder Wiederholung analysiert, ergeben sich Hinweise auf die Belastungsverträglichkeit und die Gesamtbeanspruchung (Abb. 25).

Im Ausdauertraining wird die Wiederholungsmethode zur Ausprägung der wettkampfspezifischen Leistungsfähigkeit und zur Einstellung des Sportlers auf Wettkampfbelastungen eingesetzt. Die Wiederholungsmethode fördert die Rekrutierung schnell kontrahierender Muskelfasern, die Entwicklung der Herzgröße sowie die Beanspruchung des anaerob-aeroben Funktionsbereichs.

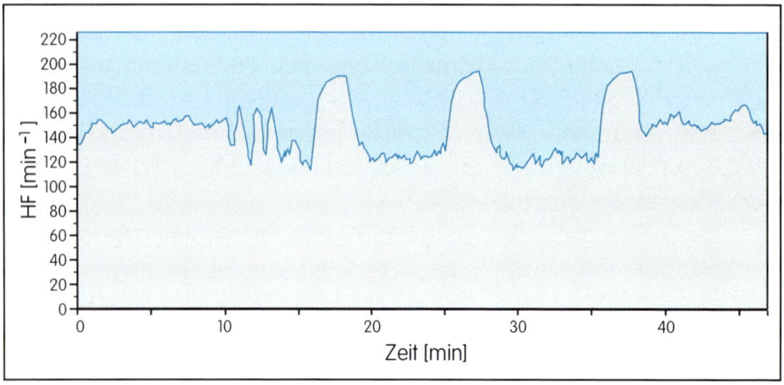


*Abb. 25:* Verlauf der Herzfrequenz von einer 16-jährigen Schülerin bei Anwendung der Wiederholungsmethode im Laufen (3 x 800 m)

**Hinweise zum Einsatz im Schulsport**

Wird die Wiederholungsmethode im Sportunterricht angewendet, sind aufgrund der langen Pausenzeiten, in denen es zu einer vollständigen Erholung kommen soll, meist nur zwei bis drei Wiederholungsläufe möglich. Dennoch sollte der Sportlehrer versuchen, diese Methode beispielsweise in Vorbereitung auf einen abschließenden Leistungskontrolltest anzuwenden. Die Belastungsdauer und -intensität müssen dabei auf den abschließenden Test zugeschnitten sein. Das bedeutet, dass der Lehrer darauf achten sollte, dass die erreichten Zeiten und Streckenlängen in der Wiederholungsmethode auf das Ziel abgestimmt sind. Bei der Anwendung von Herzfrequenzmessgeräten könnten die Pausen dazu genutzt werden Belastungs- und Erholungsherzfrequenzen der Schüler zu analysieren und zu deuten. Außerdem kann der Zeitraum zur Erklärung des bevorstehenden Kontrolltests genutzt werden, um die Schüler auch psychisch auf die zukünftige Wettkampfsituation einzustellen. Je mehr Informationen über den Abschlusstest kommuniziert werden, desto weniger Ängste bauen die Schüler auf.

**Beispiele**

- 3 x 150 m Sprints in wettkampfspezifischer Intensität (zwischen den Sprints 15 min Pause)
- 3 x 400 m Läufe in wettkampfspezifischer Intensität (zwischen den Läufen 15 min Pause)

**Wettkampfmethode**

Wettkampfmethode

Die *Wettkampfmethode* dient zur Entwicklung und Überprüfung wettkampfspezifischer Ausdauerfähigkeiten. Sie umfasst Belastungsformen, die der Wettkampfsituation entsprechen. Dazu zählen Leistungskontrolltests und Wettkampftests. Die Wettkampftests dienen der Ausprägung der komplexen Wettkampfleistung und liefern Sportlern und Trainern eine zuverlässige Bewertung des aktuellen Leistungsstandes. Der Einsatz der Wettkampfmethode orientiert sich an den Anforderungen des Hauptwettkampfs. Verschiedene Varianten sind anwendbar. Bevorzugte Belastungen sind Unterdistanz- und Überdistanzstrecken sowie Tests mit bestimmten taktischen Anforderungen. Die HF-Messung bei Wettkampftests dient der Beanspruchungskontrolle und Testanalyse (Abb. 26).

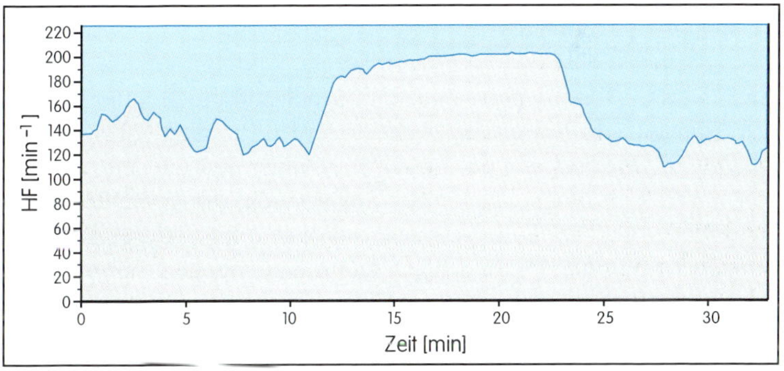


*Abb. 26:* Verlauf der Herzfrequenz einer 15-jährigen Schülerin bei einem Wettkampflauf über 3000 m

Hinweise zum Einsatz im Schulsport

Leistungskontrolltests und Wettkampftests sollten nicht gleich in der ersten Stunde durchgeführt werden. Diese Belastungsformen entsprechen der Wettkampfsituation und müssen ausgiebig vorbereitet werden, damit sich die Schüler physisch und psychisch darauf einstellen können. Nach wie vor assoziieren Schüler das Ausdauertraining mit Schmerzen, Atemnot und Monotonie. Das liegt oft daran, dass die Überprüfungen der Leistungsfähigkeit durch Ausdauerkontrolltests am Rande der Unterrichtseinheiten als gefürchtete Pflichtaufgaben stattfinden. Die Schüler werden meistens gar nicht oder nur unzureichend auf diese hochintensiven Belastungsreize vorbereitet. Das führt zu Misserfolgserlebnissen und Demotivierung. Der Sportlehrer ist dazu angehalten an diesen negativen Punkten anzusetzen, um die Schüler auf die bevorstehenden Aufgaben bestmöglich vorzubereiten. Das Ziel ist es, durch freudvolle und abwechslungsreiche Übungsformen einen Zugang zum Ausdauertraining zu schaffen. Dabei kann der Sportlehrer je nach Zielsetzung zwischen der Wettkampf-, Unterwettkampf- oder

Überwettkampfdistanz wählen und Partner- oder Gegnerläufe integrieren. Die Geschwindigkeiten müssen der Distanz im Bezug zum Wettkampfziel ausgerichtet sein. Unterwettkampfdistanzen sind mit einer höheren Geschwindigkeit als im eigentlichen Wettkampf zu laufen und Überwettkampfdistanz mit höchstmöglicher Geschwindigkeit. Zusätzlich ist es möglich, sporttechnische und taktische Aufgabenstellungen mit einzubinden.

**Beispiele**

- 6-Minuten-Lauftest (4.2)
- 8-Minuten-Lauftest (4.3)
- 3000 m Lauf in Vorbereitung auf einen Cooper-Test
- 12-Minuten-Lauftest (4.4)
- 2-km-Walking-Test (4.5)
- Minimarathon (8.3.8 c)
- Rekordjagd (8.3.8 d)

**Kombinierte Methoden**

Anders als im Vereinssport können im Schulsport die Trainingsmethoden oftmals nicht isoliert angewendet werden. Vorrang haben hierbei *kombinierte Methoden* in der Ausdauerschulung. Je nach den verschiedenen Variationsmöglichkeiten der Spielformen, der gewählten Belastungsdauer und der Belastungsintensität kann der Sportlehrer unterschiedliche Trainingsmethoden zur Anwendung bringen. Für ihn ist es in erster Linie wichtig zu wissen, welchen Sinn und Zweck bzw. welche Ziele die unterschiedlichen Methoden verfolgen und mit welchen spielerisch abwechslungsreichen Mitteln er diese annäherungsweise umsetzen kann. Kombinierte Methoden beinhalten neben den Ausdaueranforderungen oftmals das simultane Lösen von zusätzlichen Aufgaben und lenken so von der eigentlichen Ausdauerbelastung ab (Martin et al., 1999, S. 368). In diesem Zusammenhang können sie helfen besonders den Anfang eines Ausdauercurriculums zu gestalten. Dementsprechend ist es angebracht, in dieser Phase das *Laufgefühl* der Schüler zu *entwickeln* bzw. einen Zugang zu dieser Sportart zu schaffen. Das erreicht man auch durch abwechslungsreiche Übungsformen, die unter dem Aspekt der Gewöhnung und der Bewegungserfahrung stehen. Es geht dabei um das Kennenlernen und Kontrollieren der Laufgeschwindigkeit und des Laufrhythmus. Zusätzlich erlangen die Schüler einen Bezug zu ihrem Körper durch bestimmte physiologische Reaktionen auf die Belastungen, wie den Anstieg der Herzfrequenz, der Schweißrate oder der Atemfrequenz. Durch dieses motorische und physiologische Feedback können sie Tempo-, Zeit- und Streckengefühl entwickeln. Der Unterschied zwischen schnell und langsam, sowie das Abschätzen von Zeiten und Streckenlängen stellen somit im späteren Trainingsverlauf keinerlei Probleme mehr dar. Gleichzeitig können so gewisse Ängste, die in Verbindung mit dem Sportunterricht bzw. mit dem Ausdauertraining stehen, abgebaut werden. Je mehr Erfahrungen und Informationen die Schüler über das Ausdauertraining sammeln, desto mehr besteht die Möglichkeit einen Zugang zu dieser Trainingsform zu schaffen.

**Beispiele**

- Linienlauf (8.3.1 a)
- Laufaufgaben stellen (8.3.1 b)
- Laufen mit Musik (8.3.1 d)
- Laufen und Gehen (8.3.1 e)
- Laufen und Reden (8.3.1 f)
- Auto fahren (8.3.1 i)
- Inselfangen (8.3.1 j)
- Kommando Pimperle (8.3.1 k)
- Laufen um Mattenreihen (8.3.2 a)
- Slalomlauf um Langbänke (8.3.2 b)
- Rhythmuslauf (8.3.2 d)
- Spielkartenlauf (8.3.3 a)
- Partner- und Gruppenlauf (8.3.5 b)
- Blindenlauf (8.3.5 c)
- Schattenlauf (8.3.5 d)
- Atomspiel (8.3.5 e)
- Zeitschätzlauf/Tempogefühlslauf (8.3.6 a)
- Laufen mit Bällen (8.3.7 b)
- Laufen mit Reifen (8.3.7 c)
- Laufen mit Tau (8.3.7 d)

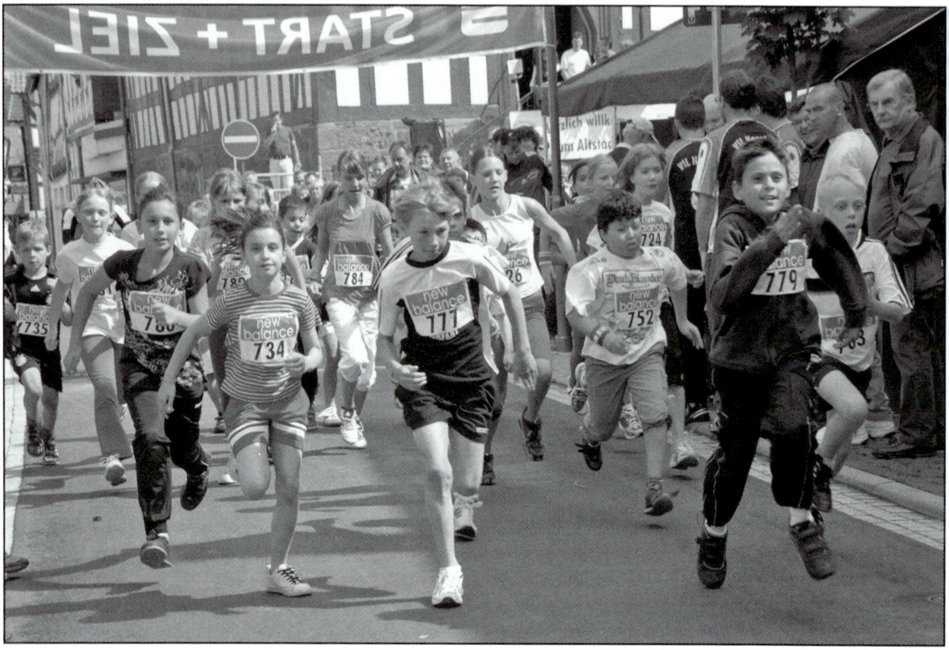
START + ZIEL
new balance
734
new balance
777
new balance
752
779
784
724

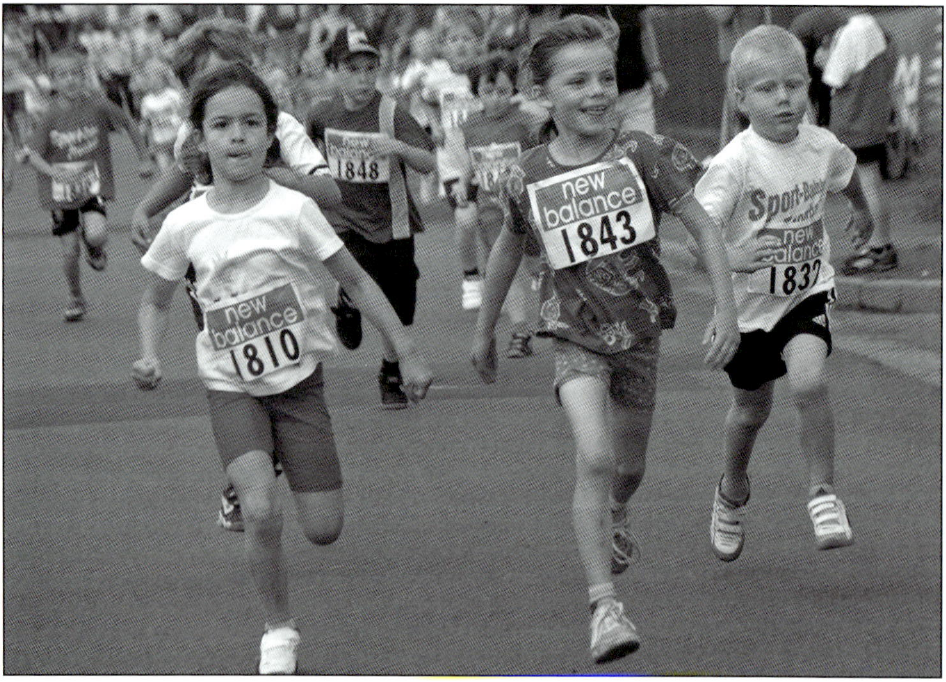
new balance
1810
new balance
1843
1848

# Ausdauer verbessern in Schule und Verein

## 8.1 Didaktische und methodische Hinweise

## 8.2 Aufbau einer Ausdauereinheit

## 8.3 Übungssammlung für die Schulung der Ausdauer

### 8.3.1 Laufen mit bestimmten Aufgaben

### 8.3.2 Laufen mit Hindernissen

### 8.3.3 Laufen verbunden mit Wettspielformen

### 8.3.4 Laufen in unterschiedlichem Gelände

### 8.3.5 Laufen in Kooperation

### 8.3.6 Laufen mit Zeitvorgaben

### 8.3.7 Laufen mit Geräten und Gegenständen

### 8.3.8 Laufen im Projekt

Kapitel

8

# 8 Ausdauer verbessern in Schule und Verein

## *8.1 Didaktische und methodische Hinweise*

Im Schulsport konzentriert sich die Ausdauerschulung auf die Vielfalt des Laufens in Verbindung mit Lauf- und Ballspielen. Schwimmen, Radfahren, Inlineskating und Skilanglauf sind ebenfalls geeignete Trainingsmittel. Sie stehen jedoch für ein Ausdauercurriculum nur selten zur Verfügung.

*Laufen* bildet die zentrale Grundtätigkeit in vielen Sportarten. Darüber hinaus bietet es eine enorme Vielfalt an Bewegungsvariationen, die oft in der Praxis des Sportunterrichts oder im Vereinstraining viel zu sehr eingeschränkt werden.

**Schüler motivieren!**

Im Schulsport erfreut sich das Ausdauertraining häufig keiner großen Beliebtheit. Nach wie vor verbinden Schüler Ausdauertraining mit Atemnot, Schmerzen, Unwohlsein und Monotonie. Ursache für diese Antipathie ist meist, dass das Ausdauertraining und die Überprüfung der Leistungsfähigkeit durch Ausdauertests als unliebsame Pflichtaufgabe für alle Beteiligten am Rande des Sportunterrichts erledigt werden. Relativ ungeübte Schüler werden dabei mit hochintensiven Belastungsreizen konfrontiert, die sie nur kurzzeitig tolerieren können und zur Demotivierung führen. Positive Effekte für die Gesundheit oder das subjektive Wohlbefinden werden nicht erreicht. Dazu bedarf es eines mehrwöchigen moderaten Ausdauertrainings, an dem Schüler mit Freude teilnehmen. Um dies zu erreichen, müssen Schüler erfahren, dass Ausdauertraining mehr ist, als im Kreis zu laufen und in Atemnot zu geraten.

Kindern und Jugendlichen muss ein anderer Zugang zum Ausdauersport geschaffen werden, beispielsweise unter dem Motto *„Ausdauertraining und keiner merkt es"*. Didaktisch geht es um das Auswählen attraktiver und interessanter Übungen, zu denen Kinder und Jugendliche einen Bezug haben, die eine Bedeutsamkeit erkennen lassen und einen Sinn ergeben. Entscheidend ist, dass das Laufen nicht als Selbstzweck thematisiert wird, sondern eine nachvollziehbare Funktion oder Zielsetzung erfüllt. Hierzu möchte dieses Kapitel beitragen.

Mit der Vielzahl der Ausdauerübungen kann das Training interessant und abwechslungsreich gestaltet werden. Ziel ist es, die monotonen Ausdauerformen in den Hintergrund zu stellen und freudvolle, spielerische Formen in den Vordergrund zu rücken. Ein abwechslungsreiches

Ausdauertraining, das Erlebnismöglichkeiten und Bewegungsvielfalt bietet, kann die Motivation von Kindern und Jugendlichen nachhaltig fördern. Bei der Auswahl und Durchführung der Übungsformen sind das biologische Alter der Kinder und insbesondere ihre aktuelle Leistungsfähigkeit zu berücksichtigen. Die Tests im Kapitel 4 können zur Bewertung der Ausdauerleistungsfähigkeit der Schüler beitragen. Bei Über- oder Unterforderungen verlieren Kinder die Freude am Ausdauersport. Differenzierung und Individualisierung sind didaktisch-methodische Herausforderungen für das Ausdauercurriculum (Kap. 10). Bei der Wahl der richtigen Belastungsintensität kann der Einsatz von Herzfrequenzmessgeräten hilfreich sein. Trainingsmethoden und -inhalte, Trainingspausen und das Umfeld müssen kindgerecht und dem kindlichen Organismus angepasst sein. Motivierende Laufaufgaben schafft man durch eine Veränderung der Laufwege, der Gruppenzusammensetzung, der Geländeformen, der Sportgeräte sowie der Laufbewegungen selbst. Der Laufrhythmus kann durch begleitende Musik gefördert werden. Auch Zusatzaufgaben während der Bewegungsausführung erhöhen den Erlebnischarakter der Ausdaueraktivität.

Beobachtet man Kinder beim Spielen, so fällt auf, dass sie sich durchaus über einen längeren Zeitraum hinweg mit Freude bewegen können und das freiwillig. Der Körper scheint diese Art von Belastung gut zu tolerieren. Aus dieser Beobachtung lassen sich Rückschlüsse auf die im Kinder- und Jugendtraining bevorzugt zu verwendende Trainingsmethode ziehen. Besonders geeignet scheinen die Fahrtspiel- und die extensive Intervallmethode zu sein. Sie fördern bei mittlerer Belastungsintensität die Ausdauerleistungsfähigkeit, weil die Vielzahl der kleinen Pausen dazu beiträgt, dass sich Kinder bis zu mehreren Stunden ausdauernd beanspruchen können. Im Schulsport müssen folglich Belastungsdauer, Belastungsintensität und Pausendauer gut aufeinander abgestimmt werden. Auch die Dauermethode ist als Trainingsform für Kinder und Jugendliche geeignet, sofern geeignete Trainingsformen und Aufgabenstellungen Abwechslung in das Training bringen.

In der Ausbildung der Ausdauerfähigkeiten ist der Aspekt der koordinativen Fähigkeiten nicht zu vernachlässigen. Diese sollten integrativer Bestandteil jeder Übungseinheit sein. Je besser die Koordination und Bewegungstechnik, desto ökonomischer kann die Ausdauerbewegung ausgeführt werden. Deutlich wird dies bei anspruchsvollen Ausdauersportarten wie Schwimmen, Inlineskating und Skilanglauf. Auch Radfahren und Laufen fällt bei guter Bewegungstechnik leichter.

***Tipps für das Ausdauertraining in der Schule:***

- Wenn es möglich ist, sollte das Ausdauertraining im Freien stattfinden. Im Gelände zu laufen motiviert die Schüler und die frische Luft wird ihnen gut tun.
- Um den Schülern das Rundenzählen zu erleichtern, könnten z. B. Bierdeckel oder andere Gegenstände aufgehoben werden.
- Die Ausdauerschulung in Gruppen ist bei Kindern angebracht. Der Sportlehrer muss bei der Einteilung auf das individuelle Leistungsniveau achten.
- Bei der Auswahl der *„kleinen Spiele"* ist darauf zu achten, dass die Anforderungen dem Verständnis der Schüler entsprechen. Ausscheidungsspiele sind nicht angebracht.
- Ausdauerübungen nach der Dauermethode sollten mit Zusatzaufgaben gespickt sein, um von der monotonen Laufbewegung abzulenken.
- Die Differenzierung der unterschiedlichen Leistungsniveaus sollte besonders im Kindesalter Anwendung finden. Die Leistung jedes Kindes sollte ein Lob wert sein!
- Wenn die Möglichkeit besteht, sollten andere Mittel der Ausdauerschulung abwechselnd mit eingesetzt werden, wie Schwimmen, Radfahren oder Inlineskaten.
- Der Sportlehrer sollte auf angemessenes Schuhwerk der Schüler achten, um akuten Verletzungen vorzubeugen bzw. um langwierige Folgeschäden der Gelenke zu vermeiden.
- Die Schüler können sich auch ihre eigenen Regeln für das Ausdauertraining aufstellen. Der Sportlehrer ist dazu angehalten, diese zu kontrollieren und eventuell zu ergänzen.

## *8.2 Aufbau einer Ausdauereinheit*

Eine Unterrichtsstunde zur Ausdauer gliedert sich generell in 3 Teile:

→ Aufwärmphase (Warm-Up)
→ Hauptphase
→ Abwärmphase (Cool-Down)

**Aufwärmphase**

Diese Dreiteilung ist wichtig und sollte stets eingehalten werden. Ziel des *Aufwärmprogramms* ist es, günstige Voraussetzungen für anspruchsvolle Aktivitäten im Hauptteil zu schaffen. Dies betrifft die zentralnervale (mentale) Aktivierung und die Aktivierung der Funktionssysteme des Organismus wie Muskulatur, Gelenke, Herz-Kreislauf- und Atmungssystem.

Beginnt die Ausdauerbelastung zu intensiv wird primär der anaerobe Stoffwechsel mobilisiert. Die Muskulatur übersäuert, Ermüdung stellt sich ein und die Motivation für weitere Aktivitäten sinkt erheblich. Viele Schüler sind bereits mit der Aufforderung überfordert, sich fünf Minuten einzulaufen. Untrainierte und übergewichtige Kinder sind oft nicht in der Lage, mehrere Minuten ohne Pause zu laufen. Das Aufwärmprogramm muss insofern vor allem in den ersten Stunden eines Ausdauercurriculums differenziert und interessant gestaltet werden. Es müssen Formen gewählt werden, die ein sinnvolles Aufwärmen entsprechend den individuellen Leistungsvoraussetzungen der Schüler ermöglichen. Neben vielseitigen Ganzkörperübungen, die vorwiegend in aerober Stoffwechsellage über eine Dauer von 5 bis 10 min durchgeführt werden, können auch Kräftigungs- und Dehnübungen in das Aufwärmprogramm integriert werden. Kräftigungsübungen zielen auf eine Verbesserung der Ganzkörperstabilität ab und beinhalten Übungen für Bauch, Rücken, Becken- und Schultergürtel. Die Wirkungen des Dehnens im Rahmen des Aufwärmens gelten nicht generell als positiv. Experimentelle Befunde zeigen, dass durch ein langes statisches Dehnen (Stretching) die muskuläre Leistungsfähigkeit negativ beeinflusst werden kann. Beispielsweise nimmt die Maximal- und Schnellkraft nach intensivem statischen Dehnen ab. Unterschiedlich fallen die Befunde zur Wirkung des Dehnens auf das Verletzungsrisiko aus. Während ältere Studien einen hohen Zusammenhang zwischen der Muskeldehnung und der Reduzierung von Verletzungen ergaben, zeigen neuere Studien keinen oder nur einen geringen Zusammenhang. Prinzipiell macht ein intensives Dehnen beim Aufwärmen nur in solchen Sportarten bzw. Disziplinen Sinn, in denen die zu erbringende Leistung von einer überdurchschnittlichen Dehnfähigkeit abhängt.

Sind nach dem Aufwärmen hochintensive Belastungen geplant, dann nimmt die Bedeutung an speziellen Koordinations- und Schnelligkeitsübungen zu. Hiermit wird eine Bahnung der speziellen Motorik erreicht und nachfolgende, intensive Belastungen werden gezielt vorbereitet. Klassisches Beispiel hierfür sind Steigerungsläufe, Antritte und die Übungen des Lauf-ABC (Dripplings, Skippings, Sprungläufe etc.) (Hottenrott & Zülch, 2004).

**Abwärmphase**

Das *Abwärmen* bzw. die *Cool-Down-Phase* leitet den Übergang von der Hauptphase in die Erholungsphase ein. Ziele des Abwärmens sind die Beschleunigung der Regeneration, die Lockerung der Muskulatur und die zentralnervöse Entspannung. Durch leichte muskuläre Aktivität (z. B. lockeres Laufen bei 60 bis 70 % der HFmax) wird das in der Muskulatur gebildete Laktat schneller abgebaut als bei Inaktivität. Das

Abwärmen muss nicht immer aktiv gestaltet werden. Für den Schulsport bieten sich auch mentale Entspannungstechniken an (Kap. 9). Schüler können hierbei die Erholung des Organismus, das angenehme Gefühl der Entspannung und das Wohlbefinden nach vorausgegangener Anstrengung positiv erfahren.

Bei niedrigen Raum- oder Außentemperaturen ist es zweckmäßig, sich vor dem Cool-Down umzuziehen. Die trockene Bekleidung schützt vor unbeabsichtigter Unterkühlung. Das Dehnen von Muskulatur und Sehnen nach dem allgemeinen Abwärmen (Auslaufen) ist sinnvoll. Zu den weiteren Maßnahmen des Abwärmens zählen eine warme Dusche, ein Entspannungsbad, Sauna oder Massage.

## *8.3 Übungssammlung für die Schulung der Ausdauer*

### *8.3.1 Laufen mit bestimmten Aufgaben*

#### *a) Linienlauf*

**Erklärung**

Alle Kinder bewegen sich auf den in der Halle aufgezeichneten Linien. Ein Wechsel der Laufrichtung ist nur erlaubt, wenn sich zwei Linien kreuzen oder aneinander stoßen.

Diese Organisationsform erzwingt viele Begegnungen der Kinder, deshalb kann der Sportlehrer diese Begegnungen mit bestimmten Aufgabenstellungen interessanter gestalten:

- Rechte oder linke Hand reichen.
- Rechte oder linke Hand aneinander klatschen.
- Beide Hände aneinander klatschen.
- An den Ellenbogen einhaken und einmal im Kreis drehen.
- Beide Hände anfassen und einmal im Kreis tanzen.
- Zusammen mit einer Hand den Boden an der gleichen Stelle berühren.
- Übergeben von bestimmten Geräten (z.B. Ball, Stab, Seil, Säckchen, Reifen).
- Zusammenstoßen und Abprallen in die gegengleiche Richtung.
- Ein Kind hockt sich auf den Boden während das andere Kind dieses überspringt.
- Ein Kind stellt sich in Grätschstellung und das andere Kind kriecht durch dessen Beine hindurch.

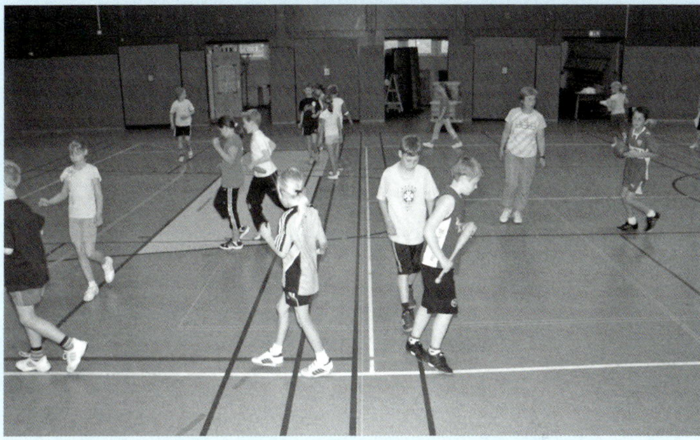

**Variationen**

- Die Kinder laufen gruppenweise hintereinander und das erste Kind gibt die Richtung an.
- Die Kinder können sich auch ohne Begrenzung kreuz und quer durch den Raum bewegen.

**Didaktische Hinweise**

- Eine Übungsform für die Halle oder ein entsprechend markiertes Spielfeld im Freien.
- Der Sportlehrer muss die Aufgabenstellungen laut und deutlich bekannt geben und gegebenenfalls demonstrieren.

### *b) Laufaufgaben stellen*

**Erklärung**

Der Sportlehrer stellt bestimmte Aufgaben, welche die Kinder während des Laufens ausführen sollen:

- Ganz leise laufen.
- Ganz laut laufen.
- Ganz große Schritte machen.
- Ganz kleine, schnelle Schritte machen.
- Ganz schmal machen während des Laufens.
- Ganz schnell laufen.
- Die Arme ausbreiten und fliegen.
- Den Boden berühren während des Laufens.
- Einen Gegenstand oder ein Gerät rollen, tragen oder schieben während des Laufens.

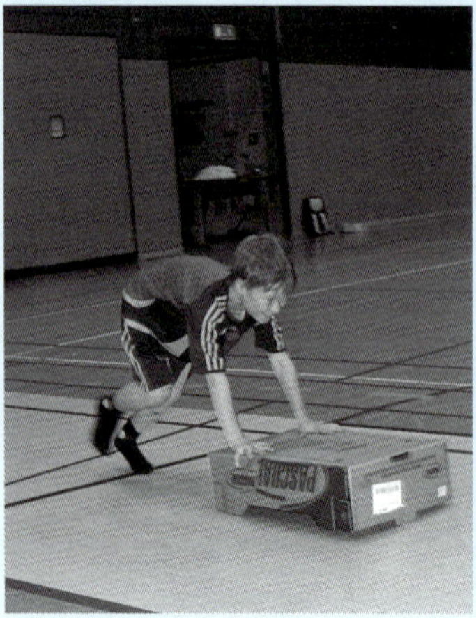

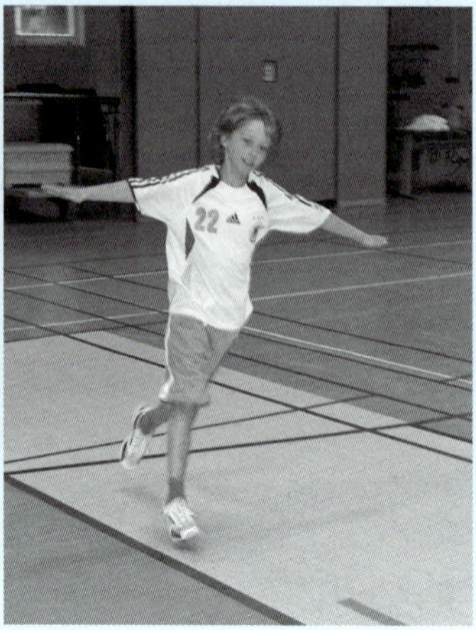

**Variationen**

- Die Kinder bewegen sich frei nach Musik im Raum und wenn die Musik stoppt sollen sie in der Position, in der sie sich gerade befinden, versteinern. Nach Wiedereinsetzen der Musik wird der Lauf fortgesetzt.
- Die Kinder laufen einzeln oder in Gruppen nach Musik frei im Raum. Der Sportlehrer stellt nun bestimmte koordinative Aufgaben, die während des Laufens ausgeführt werden sollen. Übungsformen aus dem Bereich des Lauf-ABC können dabei vielfältig zum Einsatz kommen.
- Diese Übungsform kann auch zuerst im Kreis durchgeführt werden. Der Sportlehrer läuft zunächst im Innenkreis gegen die Laufrichtung der Kinder und demonstriert verschiedene koordinative Übungsformen, die die Kinder dann nachmachen. Später lösen sich die Kinder im Innenkreis ab und schlagen verschiedene Laufformen vor. Die Laufrichtung im Kreis kann jeweils auf ein Signal des Sportlehrers hin gewechselt werden, um Monotonie zu vermeiden.
- Die Kinder laufen in Gruppen hintereinander frei nach Musik im Raum und der Sportlehrer gibt mittels aufgezeichneter Laufwege die Laufrichtungen und -formen vor (z.B. Slalom, Zick-Zack, Kreise, Spiralen, Sterne, Achten, Rechtecke, Herzen). Es findet ein selbstständiger Führungswechsel in der Gruppe statt.

**Didaktische Hinweise**

- Der Sportlehrer muss die Aufgabenstellungen laut und deutlich bekannt geben und gegebenenfalls demonstrieren oder bestimmte Laufwege auf Plakaten anschaulich darstellen.
- Für außergewöhnliche Aufgabenstellungen ist eine vorherige Absprache mit den Kindern ratsam.
- Der Rhythmus der verwendeten Musik sollte an das Lauftempo angepasst sein.

### *c) Überholspur*

**Erklärung**

Die Kinder bilden eine Gruppe, die hintereinander läuft. Der erste Läufer gibt das Tempo an. Nun überholt jeweils das letzte Kind die Gruppe, um an der Spitze das Tempo anzugeben. Das Tempo kann je nach Gelände oder Aufgabe des Sportlehrers variieren oder gleichmäßig gehalten werden.

**Variationen**

- Auf einem Rundkurs muss jeweils das erste Kind die nächste Runde so schnell laufen, dass ihm der Anschluss an den letzten Läufer der Gruppe gelingt, dann läuft der Nächste los.
- Die Kinder bilden mehrere Gruppen, die auf einem Rundkurs laufen. Auf ein Signal des Sportlehrers hin, startet das erste Kind jeder Gruppe und umläuft alle Gruppen in beliebiger Reihenfolge. Wenn der erste Läufer wieder bei seiner Gruppe ist, startet der nächste. Gewonnen hat die Gruppe, deren letzter Läufer zuerst wieder bei der eigenen Gruppe ankommt.

**Didaktischer Hinweis**

- Übungsform für die Halle oder auch für draußen, bei der Markierungen den Laufweg bzw. den Rundkurs begrenzen.

### *d) Laufen mit Musik*

**Erklärung**

Musik ist ein gutes Mittel, um eintönigem Laufen entgegen zu wirken. Die Kinder könnten Läuferschlangen bilden und wie beim Linienlaufen verschiedene Wege einschlagen, um bestimmte Ziele zu erreichen. Viele der hier angeführten Übungsformen lassen sich perfekt mit gezielter Beschallung unterstützen, um die Kinder zusätzlich zu motivieren.

**Variation**

- Markierungen durch Kegel oder Fahnenstangen sowie bestimmte Hindernisse können den Rhythmus der gewählten Musik zusätzlich unterstützen.

**Didaktische Hinweise**

- Eine geeignete Musik hat ungefähr 160 Schläge/min.
- Gerade in Sporthallen, in denen der Raum stark begrenzt ist, kann diese Methode helfen, den Unterricht interessanter zu gestalten.
- Der Sportlehrer sollte den Kindern bekannte Musik auswählen bzw. die Kinder darum bitten ihre eigene Lieblingsmusik mitzubringen.

### *e) Laufen und Gehen*

**Erklärung**

Für ungeübte Kinder ist es zunächst sinnvoll, eine Kombination aus laufen und gehen zu kreieren. Die Kinder sollten dabei lernen langsam zu laufen, damit so wenig wie möglich Gehpausen nötig sind.

**Variationen**

- Zu Beginn des Ausdauertrainings können Bankgassen in der Halle oder im Freien die Gehstrecken markieren, während außerhalb dieser Gassen locker gelaufen wird.
- Diese und andere Geräte sind auch geeignet, um Figuren zu gestalten, die die Kinder ablaufen.

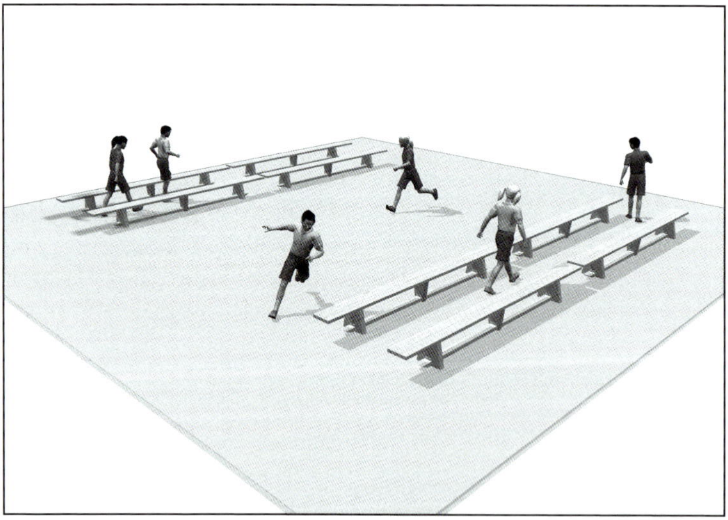

**Didaktischer Hinweis**

- Der Sportlehrer kann unterschiedliche Musik zur Unterstützung der Lauf- und Gehrhythmen verwenden.

### *f) Laufen und Reden*

**Erklärung**

Um ein angemessenes Dauerlauftempo für Kinder zu finden, kann das Reden während des Laufens ein gutes Maß sein, um nicht zu schnell zu laufen. Die Kinder können während des Laufens bestimmte Aufgaben erfüllen:

**Erklärung**

- Witze erzählen.
- Vokabeln abfragen.
- Rechenaufgaben lösen.

### *g) Figuren laufen*

**Erklärung**

Der Sportlehrer stellt drei Hütchenreihen mit je fünf Hütchen auf. Die Kinder starten jeweils einzeln oder in Gruppen von einer Ecke und laufen Figuren durch den Hütchenparcours.

*X-Figur:*
Die Kinder laufen von einem Eckhütchen die lange Seite entlang zur nächsten Ecke, um dann die Diagonale durch die Mitte zum nächsten Eckhütchen zu laufen. Dann laufen die Kinder erneut entlang der langen Seite, um in der letzten diagonalen Bahn zum Ausgangspunkt zurück zu laufen.

*Rautenfigur*:
Die Kinder laufen von einem Eckhütchen die kurze Seite entlang zum mittleren Hütchen, um dann weiterhin die mittleren Hütchen der Seitenmarkierungen abzulaufen.

*Quadratfigur*:
Die Kinder laufen zum mittleren Hütchen der kurzen Seite und biegen in die Mitte ab, um dann wieder zur langen Seite abzubiegen. Dort laufen sie bis zum vorletzten Hütchen und biegen wieder in die Mitte ab, um den Weg zum mittleren Hütchen der kurzen Seite einzuschlagen. Danach laufen die Kinder diesen entsprechenden Weg auf der anderen Seite zurück.

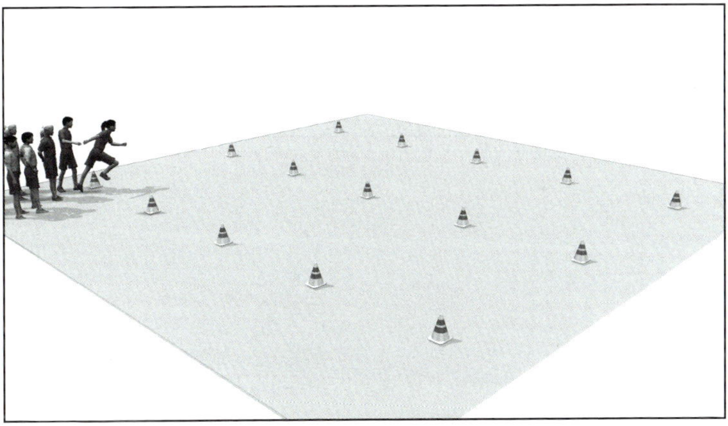

**Variationen**

*Rechtwinkliger Zick-Zack:*
Die Kinder laufen zum mittleren Hütchen der kurzen Seite und biegen zur Mitte ab, um dann am nächsten Hütchen wieder in Richtung der langen Seite zu laufen. Dort laufen sie bis zum nächsten Hütchen. Das wiederholt sich so lange, bis sie am Ende des Hütchenparcours angekommen sind. Auf der anderen Seite wird auf dem gegengleichen Weg zurück gelaufen.

*Spitzwinkliger Zick-Zack:*
Die Kinder laufen zum mittleren Hütchen der kurzen Seite. Dort angekommen laufen sie diagonal zum nächsten Hütchen auf der langen Seite des Parcours. Von nun an wird nur noch diagonal von der Seitenreihe zur Mittelreihe und umgekehrt gelaufen.

*Großer Slalom:*
Die Kinder laufen von einem Eckhütchen zum anderen entlang der kurzen Seite, um dann zum nächsten Hütchen auf der langen Gegenseite zu laufen. Dieser Laufweg bildet somit den großen Slalom von einer langen Seite zur gegenüberliegenden.

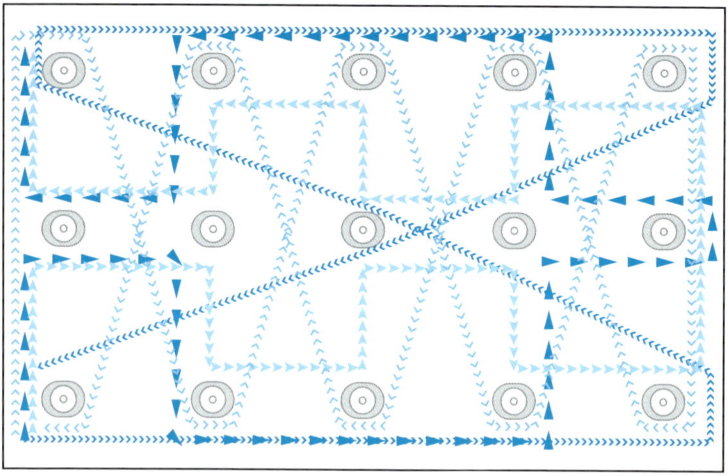

- Diese Übungsform ist auch mit unterschiedlichen Geräten durchführbar (z. B. während des Laufens einen Ball prellen).
- Wenn die Kinder an verschiedenen Eckpunkten starten, kann diese Übungsform als Wettkampf durchgeführt werden.

**Didaktische Hinweise**

- Der Abstand und die Anzahl der Hütchen sowie die Anzahl der Laufdurchgänge kann individuell gestaltet werden, um die Belastungsdauer zu variieren.

**Didaktische Hinweise**

- Bei diesen Übungsformen empfiehlt es sich Musik einzusetzen, um den Laufrhythmus zu unterstützen.
- Durch Aneinanderreihen der Übungen entstehen kleine Laufchoreografien, die im Einklang mit der verwendeten Musik stehen können.

### *h) Laufdreieck*

**Erklärung**

Zwei Kinder laufen in zwei verschieden großen Dreiecken. Das eine läuft locker im kleinen Dreieck, das andere etwas schneller im großen Dreieck. Nach jeder Runde wechseln die Kinder die Dreiecke. Das Ziel ist es, seinen Laufpartner im anderen Dreieck einzuholen.

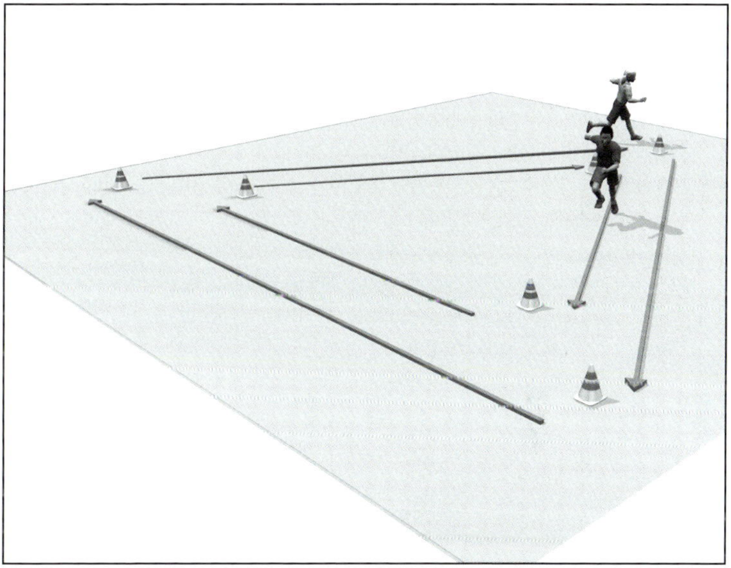

**Variationen**

- Die beiden Kinder in den unterschiedlich großen Dreiecken sollen versuchen, nebeneinander auf einer Höhe zu laufen.
- Der Sportlehrer markiert ein Dreieck mit unterschiedlich langen Seiten, die Kinder sollen jede Seite des Dreiecks in der gleichen Zeit mit einer bestimmten Zeitvorgabe ablaufen.

**Didaktische Hinweise**

- Die Größe der Dreiecke kann variieren und sollte an das Leistungsniveau der Kinder angepasst sein.
- Die Entfernung der Dreiecke sollte der Sportlehrer so wählen, dass beide Läufer sich gegenseitig beobachten können.
- Diese Übungsform ist auch in Verbindung mit anderen Laufspielen oder mit Transport- und Hindernisläufen sowie in Gruppenformen durchführbar.

### *i) Auto fahren*

**Erklärung**

Alle Kinder stellen Autos dar und laufen kreuz und quer durch den Raum. Jedes Auto besitzt einen Rückwärts- und drei Vorwärtsgänge. Im ersten Gang fährt es langsam und im dritten Gang sehr schnell. Der Sportlehrer gibt den Gang, in dem gefahren wird vor. Die Kinder benutzen einen beliebigen Gegenstand als Lenkrad (z.B. Reifen, Tennisring, Frisbee, Gymnastikball) und ahmen die Autogeräusche nach.

**Variationen**

- Der Sportlehrer erzählt eine Bewegungsgeschichte, in der die Kinder durch die Stadt fahren und an Kreuzungen und Ampeln halten, rückwärts einparken, in der Tempo-30-Zone oder auf der Schnellstraße fahren, scharf bremsen oder in ein Parkhaus fahren müssen.
- Interessant wird es, wenn die Kinder zusätzliche Personen im Auto mitnehmen.
- Ein zusätzlicher Parcours, durch den die Kinder fahren, macht diese Übungsform noch abwechslungsreicher.
- Die Kinder können ihr Tempo selbst bestimmen und variieren und wer nicht mehr kann, fährt auf einen „Parkplatz", um sich kurz auszuruhen.

**Didaktischer Hinweis**

- Durch die Bewegungsgeschichte gelingt es dem Sportlehrer, das Lauftempo zu kontrollieren.

### *j) Inselfangen*

**Erklärung**

Ein Kind stellt einen Fänger dar, ein anderes den Gejagten. Die übrigen Kinder stellen sich kreuz und quer im Raum auf und bilden so genannte Inseln. Der Fänger versucht nun, den frei umher laufenden Spieler zu fangen und diesen anzutippen, damit dieser zum Fänger wird und er zum Gejagten. Stellt sich der Gejagte jedoch dicht neben eine Insel, wird die Insel zum Fänger und der vorherige Fänger zum Gejagten. Der vorherige Gejagte wird zur neuen Insel.

**Variationen**

Der Sportlehrer kann den Wechsel zwischen den Inseln interessanter gestalten:

- Auf die rechte oder linke Schulter tippen.
- Durch die gegrätschten Beine schlüpfen.
- Über die gehockte Insel springen.
- Bei einer großen Anzahl an Kindern kann der Sportlehrer auch zwei Gruppen gleichzeitig in einer Halle oder einem freien Feld spielen lassen. Die Kinder müssen aber richtig markiert sein, damit keine Verwechslung stattfindet.

**Didaktische Hinweise**

- Durch den Einsatz geeigneter Musik kann dieses Spiel emotional unterstützt werden.
- Der Vorteil bei diesem Spiel ist, dass die Kinder jederzeit aussteigen können, um zur Insel zu werden und somit der Spaß an der Bewegung im Vordergrund steht.
- Die feststehenden Inseln können durch geschickte Täuschungsmanöver des Gejagten als Hindernisse für den Fänger ausgenutzt werden.
- Der Sportlehrer muss auf den korrekten Wechsel zwischen den Inseln hinweisen, weil der Fänger sonst nicht abschätzen kann, ob der Gejagte nur täuscht oder schon wechselt.

### *k) Kommando Pimperle*

**Erklärung**

Alle Kinder laufen auf das Kommando Pimperle des Sportlehrers oder auf bestimmte akustische Signale kreuz und quer durch den Raum. Der Sportlehrer hat nun die Möglichkeit verschiedene Kommandos für die Kinder zu geben:

**Variationen**

*Kommando Feuer:*

- Alle Kinder rennen zu den nächst gelegenen Türen.
- Alle Kinder hocken sich auf den Boden und bilden mit ihren Händen ein kleines Haus über dem Kopf.
- Der Sportlehrer zeigt in eine Ecke der Halle, in welcher das Feuer ausgebrochen ist. Die Kinder müssen nun in die entgegengesetzte Ecke rennen, um dem Feuer zu entfliehen.

*Kommando Sturm, Gewitter oder Blitz:*

- Alle Kinder legen sich flach auf den Boden.
- Alle Kinder hocken sich hin und machen sich ganz klein.

*Kommando Wasser:*

- Alle Kinder müssen sich auf eine Bank oder eine Matte stellen bzw. an einer Sprossenwand empor klettern, um dem Wasser zu entfliehen.

*Kommando Hochwasser:*

- Der Sportlehrer zeigt die Höhe des Wasserstandes an und die Kinder müssen sich über diese Höhe retten.

*Kommando Sonne:*

- Alle Kinder müssen sich auf den Boden legen und die Arme und Beine vom Körper abspreizen.

**Variationen**

*Kommando Eis:*
- Alle Kinder bleiben genau in der Stellung stehen, in der sie sich im Augenblick des Kommandos befinden.

*Kommando Kaugummi:*
- Alle Kinder suchen sich einen freien Platz an einer Wand, stellen sich mit dem Rücken zu dieser und spreizen Arme und Beine vom Körper ab, um wie Kaugummi an der Wand zu kleben.

*Kommando Bockwurst:*
- Alle Kinder legen sich so krumm wie eine Bockwurst auf den Boden.

*Kommando Sandwich*:
- Zwei Kinder stellen sich nebeneinander auf.
- Zwei Kinder legen sich übereinander auf den Boden.

*Kommando Whopper:*
- Drei Kinder stellen sich nebeneinander auf.
- Drei Kinder legen sich übereinander auf den Boden.

*Kommando Kartoffelsalat:*
- Alle Kinder stellen sich im Mittelkreis eng zusammen und fassen sich an.

*Kommando Milchshake:*
- Drei Kinder fassen sich an und bilden einen Innenstirnkreis. Ein viertes Kind steht als Strohhalm in der Mitte und dreht sich.

*Kommando Pommes:*
- Jedes Kind sucht sich einen Platz, stellt sich ganz gerade hin und nimmt die Arme gestreckt über den Kopf.

*Kommando Ketchup:*
- Jedes Kind sucht sich einen Partner und nimmt diesen „Huckepack“, hebt ihn an und ruft kurz „catch up“.

*Kommando Chicken Wings:*
- Die Kinder stellen sich auf ein Bein und wackeln mit den Ellenbogen wie ein Huhn. Tiergerechte Geräusche sind natürlich erlaubt.

**Variationen**

- Wenn der Sportlehrer das Wort Kommando weglässt, müssen die Kinder einfach weiter laufen, wer dann schon die vorher festgelegte Körperposition einnimmt, darf eine extra Aufgabe machen. Das Kind, welches das Kommando als letztes oder falsch ausführt, darf ebenfalls eine Zusatzaufgabe machen (z.B. Liegestütze, Hockstrecksprünge, eine extra Runde um das Spielfeld laufen).

**Didaktische Hinweise**

- Der Sportlehrer kann geeignete Musik einsetzen, um die Atmosphäre dem Spiel angepasst zu gestalten. Wenn ein Kommando kommt, macht er die Musik aus, bis sich alle in der vorher festgelegten Körperposition befinden.
- Ein Tamburin kann ebenfalls als Signalgeber zum Wiedereinsetzen des Laufens verwendet werden.
- Ausscheidungsspiele sind bei Kindern eher nicht angebracht.

*8.3.2 Laufen mit Hindernissen*

### *a) Laufen um Mattenreihen*

**Erklärung**

Es werden zwei Reihen von je fünf Matten in einem Abstand von ungefähr 5 m aufgebaut. Die einzelnen Matten einer Reihe haben den Abstand von ungefähr 3 bis 4 m. Vor jede Mattenreihe stellen sich die Kinder in Gruppenform auf. Die Aufgabe besteht darin, bestimmte Laufwege um die Mattenreihen zu laufen:

*Erweiterungslauf:*
Die Kinder laufen um die zweite Matte, ihrer Mattenreihe, um dann wieder zur ersten zurück zu laufen. Dann laufen sie analog zur dritten, vierten, fünften Matte und wieder zur ersten zurück.

*Slalomlauf:*
Die Kinder laufen im Slalom um ihre Mattenreihe und außen auf geradem Weg zurück.

*Slalomlaufen um zwei Mattenreihen:*
Die Kinder laufen zuerst um die erste Matte der eigenen Reihe, um dann um die zweite Matte der anderen Mattenreihe zu laufen usw. Das nächste Kind beginnt nach Rückkehr des ersten Läufers.

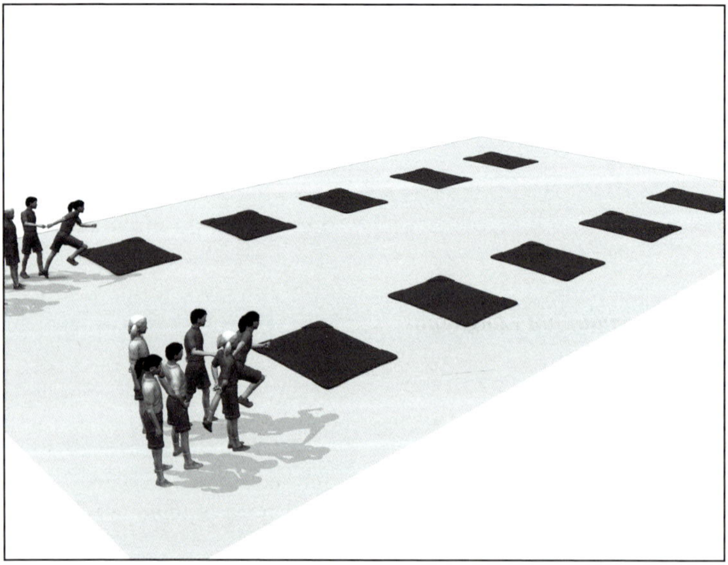

**Variationen**

Der Sportlehrer kann verschiedene Zusatzaufgaben stellen, um die Übungsformen zu variieren:

- Rückwärts laufen.
- Slalom laufen und berühren des Mattenrandes mit der rechten oder linken Hand.
- Slalom laufen und mit dem linken oder rechten Fuß auf die Matten treten.
- Partnerslalom entweder nebeneinander oder hintereinander.
- Gruppenslalom in Kettenform.

Wenn beide Gruppen gleichzeitig über zwei Mattenreihen laufen, treffen sich die Kinder in der Mitte. Dort kann der Sportlehrer bestimmte Zusatzaufgaben stellen:

- Mit einer oder beiden Händen abklatschen.
- Ineinander einhaken und einmal im Kreis drehen.
- Ein Paar bildet in der Mitte ein Tor und das nächste Paar läuft durch dieses. In der nächsten Runde wechseln die Paare die Aufgabe.
- Von den übrigen Kindern stellt sich jeweils ein Kind auf jede Matte und probiert, die vorbeilaufenden Kinder – ohne die Matte zu verlassen – zu berühren. Wurde ein Kind berührt, tauscht es mit dem Kind auf der Matte.
- Die zwei Gruppen können auch als Wettkampfform gegeneinander diesen Parcours absolvieren.

**Didaktische Hinweise**

- Die Ausdauerbelastung kann durch die Anzahl und die Entfernung der Matten variiert werden.
- Auch andere Hindernisse sind für diese Übungsform geeignet.
- Die Zusatzaufgaben können individuell gestaltet und abgewandelt werden.
- In der Halle können die Matten im Vorfeld für andere Trainingszwecke genutzt werden, um den Organisationsaufwand möglichst gering zu halten.

### *b) Slalomlauf um Langbänke*

**Erklärung**

Mehrere Langbänke werden im Abstand von ca. 6 m hintereinander quer aufgestellt. Die Kinder bilden zwei Gruppen, die einmal rechts mit Ball und einmal links ohne Ball vor den quer aufgestellten Bänken stehen. Beide Gruppen laufen einzeln im Slalom um die Bänke. Wenn sich die Kinder in der Mitte treffen, erfüllen sie bestimmte Aufgaben mit den Bällen:

- Ball in verschiedenen Formen übergeben.
- Ball auf den Boden legen und der Laufpartner nimmt ihn auf.

**Erklärung**

- Den Ball leicht hochwerfen und der Laufpartner fängt ihn auf.
- Der Ball wird auf eine bestimmte Entfernung zugerollt.
- Brustpass auf eine bestimmte Entfernung.
- Überkopfpass auf eine bestimmte Entfernung.
- Der Ball wird so gedribbelt, dass der Laufpartner gleich weiter dribbeln kann.
- Der Ball wird so mit dem Fuß geführt, dass der Laufpartner ihn problemlos weiterführen kann.
- Pass mit dem Innenrist auf eine bestimmte Entfernung.

Der Rückweg erfolgt seitlich der Bänke auf geradem Weg.

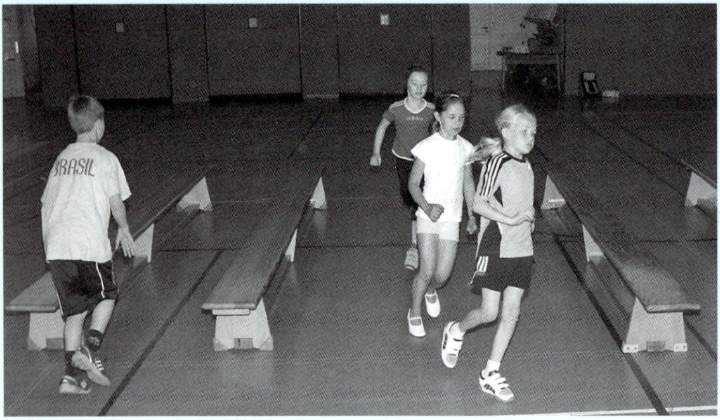


**Variationen**

Die eine Gruppe hat einen Ball und die andere Gruppe hat einen Reifen. Wenn sich die Kinder in der Mitte treffen, werden bestimmte Aufgaben erfüllt:

- Geräte tauschen.
- Den Ball durch den Reifen werfen.
- Beide Geräte gegenseitig zurollen.

Ähnliche Übungen sind auch mit anderen Geräten möglich (z. B. unterschiedlich große Bälle, Hockeyschläger und Bälle, Luftballons, Stäbe, Jongliertücher, Kartons). Die Übungsformen lassen sich auch paarweise gestalten. Zusätzliche Hindernisse zwischen den Bänken lassen weitere Möglichkeiten entstehen.

**Didaktische Hinweise**

- Der Sportlehrer wählt den Abstand der Bänke und die Anzahl der Durchgänge entsprechend dem Leistungsniveau der Kinder aus.
- Die Geräte sowie die Kooperationsanforderungen an die Kinder sind für den Sportlehrer frei wählbar.

### *c) Handicap-Lauf*

**Erklärung**

Die Kinder laufen auf einer bekannten Strecke und der Sportlehrer misst die Zeit. Bei der nächsten Durchführung des Laufes darf das langsamste Kind zuerst starten. Die anderen Kinder starten in den gemessenen Zeitabständen oder in individuell durch den Sportlehrer festgelegten Abständen. Sie laufen also mit so genannten Handicaps. Je nach Leistungsniveau der Kinder werden 20 bis 60 Minuten gelaufen und die Handicaps so festgelegt, dass ein Zusammenschluss der Gruppe nach ca. 80 % der Strecke zu erwarten ist.

**Variationen**

- Handicaps können auch durch Auslosen verteilt werden.
- Die Kinder werden in Leistungsgruppen eingeteilt und müssen in derselben Zeit verschieden lange Strecken zurücklegen.
- Die Kinder absolvieren die gleiche Strecke, aber je nach Ausdauerleistungsfähigkeit erhalten einige von ihnen zeitliche Handicaps.

**Didaktische Hinweise**

- Durch diese Übungsform lässt sich die Motivation ausdauerschwächerer Kinder erhöhen.
- Der Sportlehrer muss bei der Vergabe der Handicaps die körperlichen Voraussetzungen der Kinder berücksichtigen.
- Durch das Auslosen von Handicaps werden Erfolg und Misserfolg nicht immer nur auf die eigenen Fähigkeiten zurückgeführt, sondern auch auf Glück oder Zufall.

### *d) Rhythmuslauf*

**Erklärung**

Durch einen geeigneten Geräteaufbau werden rhythmische Laufbewegungen vorgegeben. Aus einer Variation der Geräteabstände ergeben sich unterschiedliche Aufgaben für die Kinder. Ähnlich wie beim Fahrtspiel können so die Schrittgestaltung und die Geschwindigkeit verändert werden.

**Variationen**

- Kleinere Gegenstände zwischen den großen Geräten können den Effekt der Veränderung des Laufrhythmus weiter verstärken.
- Die Hindernisse werden so aufgestellt, dass die Kinder zwischen ihnen einen Schritt, zwei oder drei Schritte machen müssen.
- Der Sportlehrer hat auch die Möglichkeit, verschiedene Laufaufgaben aus dem Lauf-ABC mit einzubauen.

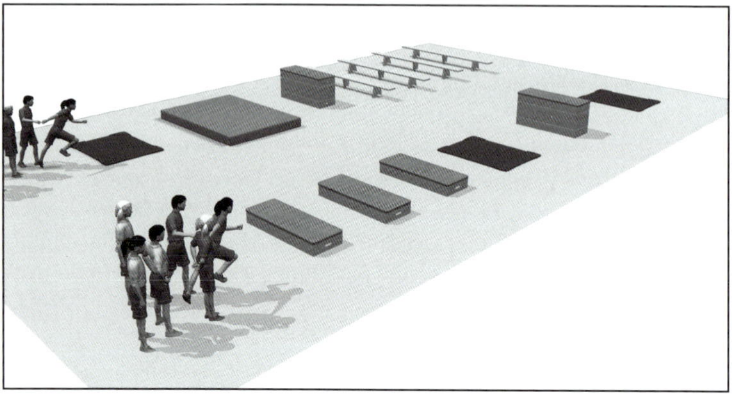

Didaktische Hinweise

- Durch diese Übungsformen können unterschiedliche Laufgeschwindigkeiten und Rhythmen erprobt und erlebt werden.
- Die Auswahlmöglichkeiten der Hindernisse sind nahezu unbegrenzt und an die räumlich-organisatorischen Gegebenheiten gebunden.
- Der Sportlehrer sollte die Abstände der einzelnen Hindernisse so wählen, dass interessante und abwechslungsreiche Laufrhythmen zustande kommen.

### *e) Dreierlauf*

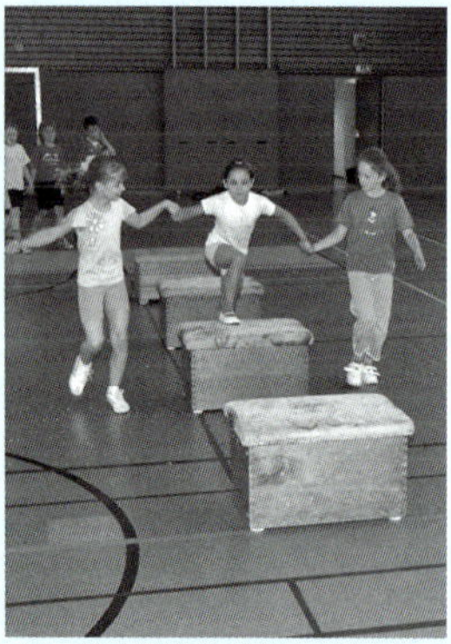

Erklärung

Drei Kinder stehen nebeneinander und fassen sich an die Hände oder haben kleine Reifen in den Händen, die sie zusammen halten. Die Kinder laufen gemeinsam eine bestimmte Strecke (z. B. Rundkurs), auf der flache und schmale Hindernisse aufgestellt sind. Der mittlere Läufer muss die Hindernisse überwinden, während die äußeren in gleichem Rhythmus weiter laufen. Nach einer absolvierten Strecke wechseln die Kinder untereinander bis jeder einmal in der Mitte war.

Didaktische Hinweise

- Der Sportlehrer muss die Streckenlänge und den Schwierigkeitsgrad der zu überwindenden Hindernisse dem Leistungsniveau der Kinder anpassen.
- Durch das rhythmische Überlaufen der Hindernisse werden diese von den Kindern nicht mehr als Fremdkörper empfunden, sondern im spielerischen Kontext wahrgenommen und überwunden.

### *8.3.3 Laufen verbunden mit Wettspielformen*

#### *a) Spielkartenlauf*

**Erklärung**

Grundvoraussetzung ist ein Kartenspiel mit 32 Spielkarten. In einem Spielfeld liegen Karten mit dem Bild nach unten auf dem Boden und die Kinder bewegen sich im Dauerlauf in diesem Spielfeld. Auf Zuruf heben die Kinder jeweils eine Karte auf und bekommen dazu bestimmte Aufgabenstellungen:

- Die Kinder suchen sich einen Partner mit der gleichen Kartenbezeichnung und laufen mit diesem im Paar weiter.
- Die Kinder suchen sich einen Partner der die gleiche Kartenfarbe hat und laufen mit diesem im Paar weiter.
- Die Kinder finden sich in der Reihenfolge der Karten zusammen und laufen in einer Kette weiter.
- Es finden sich alle Kinder zusammen, die eine gleiche Kartenbezeichnung haben und laufen in einer Reihe weiter.
- Es finden sich alle Kinder zusammen, die eine gleiche Kartenfarbe haben und laufen in einer Reihe zusammen weiter.

**Variation**

- In der Mitte des Spielfeldes befindet sich ein Erholungsfeld und der Sportlehrer ruft Kinder mit einer bestimmten Kartenbezeichnung oder Kartenfarbe in diesen Erholungsraum. Nach dieser Erholungspause werden neue Kartenbezeichnungen oder Kartenfarben aufgerufen und die Spieler verlassen den Erholungsraum wieder, um weiter zu laufen.

**Didaktische Hinweise**

- Der Sportlehrer sollte vor Beginn des Spiels die Reihenfolge und die Kartenbezeichnungen in dem verwendeten Kartenspiel klären, um Missverständnisse zu vermeiden.
- Es liegt im Ermessen des Sportlehrers auch andere Kartenspiele auszuprobieren.

#### *b) Puzzlelauf*

**Erklärung**

Die Grundidee besteht darin, bestimmte Puzzleteile zu erlaufen, während die anderen Kinder versuchen das Puzzle zusammenzusetzen. Das kann einzeln oder in Gruppen geschehen. Ein Kind darf immer nur ein Puzzleteil mitnehmen und zum Puzzleplatz bringen. Sobald es den Puzzleplatz erreicht hat, ist das nächste Gruppenmitglied an der Reihe. Gewonnen hat die Gruppe oder derjenige, der das Puzzle zuerst vollständig zusammengesetzt hat.

**Variationen**

- Die Strecken können beliebig variiert werden.
- In kleineren Hallen können mehrere Runden gelaufen werden, bevor ein Puzzleteil aufgenommen wird. Bei größeren Spielfeldern wird direkt zur Puzzlestation gelaufen.
- Zusatzaufgaben wie Hindernis- oder Transportläufe können mit dieser Übungsform problemlos kombiniert werden.
- Die Reihenfolge der Kinder kann variieren. Auch eine Nummerierung der Teilnehmer durch den Sportlehrer ist möglich. Der Sportlehrer ruft dazu die nächste Nummer, die laufen muss, auf oder die Gruppe entscheidet selbst welches Kind als nächstes läuft.
- Zur Intensivierung des Laufens kann auch paarweise gelaufen werden, um ein Puzzleteil zu holen.

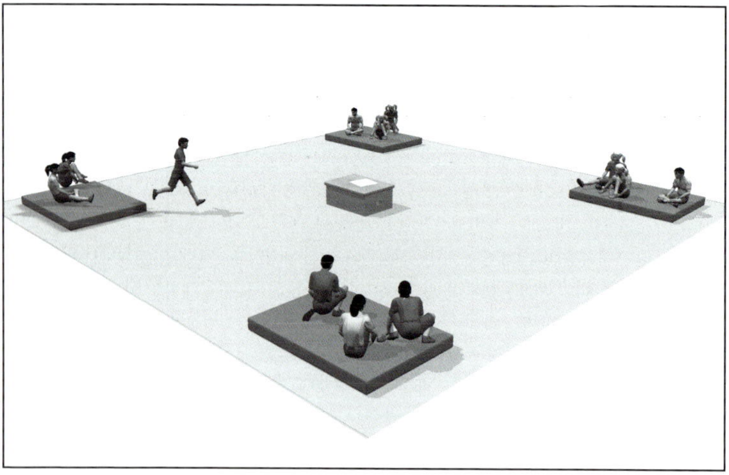

**Didaktische Hinweise**

- Es müssen mindestens so viele Puzzleteile in jedem Puzzle wie Kinder in einer Gruppe vorhanden sein.
- Durch das Bilden von Staffeln erlangt diese Übungsform Wettkampfcharakter.
- Wenn verschiedene Puzzle eingesetzt werden, sollten alle Gruppen jedes Puzzle einmal bearbeiten, um die unterschiedlichen Schwierigkeitsgrade der Puzzle zu relativieren.

### *c) Lauf-Memory*

**Erklärung**

Die Kinder umlaufen einzeln oder in Gruppen einen Rundkurs. Nach jeder Runde darf die Gruppe bzw. ein Kind zwei Memorykarten aufdecken. Wenn sie zusammen gehören, darf man weitere zwei Karten aufdecken. Wenn nicht, muss die Gruppe wieder eine Runde laufen. Das Ziel ist es, alle Paare zu finden und aufzudecken. Wenn die auf-

**Erklärung**

gedeckten Karten zusammen gehören, darf man sie für sich behalten. Gewonnen hat die Gruppe oder das Kind, das am Ende die meisten Karten hat.

**Variationen**

- Die Laufstrecke kann mit Zusatzaufgaben wie Transport- oder Hindernisläufen erschwert und kombiniert werden.
- Das Fortbewegungsmittel kann variieren (z. B. Fahrrad, Skateboard, Pedalo).

**Didaktischer Hinweis**

- Die Gruppengröße sollte möglichst klein sein, damit die Pausenzeit nicht zu lang wird.

### *d) Abholstaffel*

**Erklärung**

Ein Spielfeld ist an den Eckpunkten markiert und die Kinder bilden verschiedene Staffeln, die sich im Spielfeld an den Eckpunkten befinden. Nach dem Startsignal durch den Sportlehrer läuft das erste Kind jeder Staffel eine Runde um das Spielfeld. Wenn es an seiner Staffel vorbeikommt, nimmt es den nächsten Läufer mit. Sobald die gesamte Staffel unterwegs ist und an ihrem Eckpunkt ankommt, bleibt das erste Kind am Ausgangspunkt stehen, analog bis sich alle Kinder in Staffelform an ihrem Eckpunkt befinden. Gewonnen hat die Gruppe, bei der zuerst alle Kinder wieder an ihrem Eckpunkt stehen.

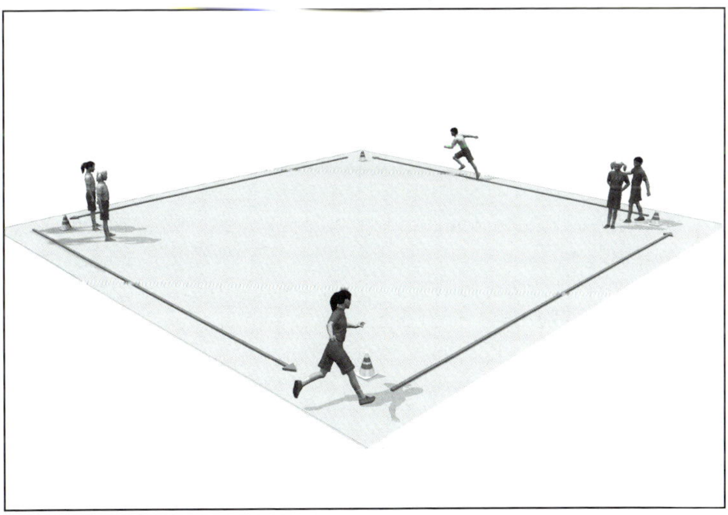

**Variationen**

- Diese Staffel kann auch jeweils zu fünft, je nach Größe des Lauffeldes, in einer achtförmigen Laufbahn durchgeführt werden. Das erste Kind nimmt Nummer 2 mit. Danach sammeln beide Kinder

**Variationen**

die Nummer 3 und dann die Läufer 4 und 5 ein. Wenn alle Staffeln komplett sind, kann der Sportlehrer vorgeben, wie viele Runden in dieser Weise gelaufen werden, bis die Kinder von der ersten bis zur letzten Nummer wieder an ihrem Startpunkt stehen bleiben. Bei Wiederholung laufen die Kinder nach der umgekehrten Startreihenfolge.

- Die Kinder laufen in Gruppen um einen Rundkurs und auf ein Signal des Sportlehrers hin versucht Gruppe 1 in zügigem Tempo Gruppe 2 einzuholen. Nachdem Gruppe 1 dies geschafft hat, versucht Gruppe 2 die Gruppe 3 einzuholen, wie eine Ziehharmonika.

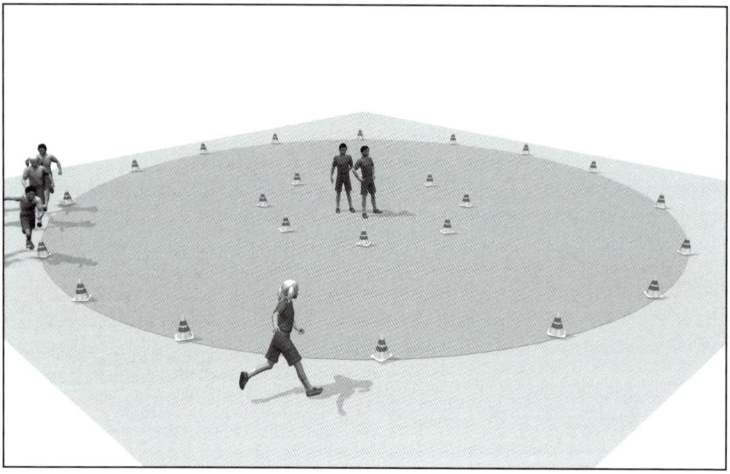

- Diese Variationsmöglichkeit der Abholstaffel kann auch als Ausscheidungsrennen stattfinden. Auf ein Signal des Sportlehrers hin starten vier Mannschaften an je einer Startstelle. Wer von einem Läufer der nachfolgenden Gruppe eingeholt wird, scheidet aus. Für die Gruppen ist es das Ziel, am längsten zu *„überleben“*.
- Das Ausscheidungsrennen lässt sich auch ohne Gruppencharakter durchführen. Alle Kinder starten dazu am gleichen Ort der Rundstrecke. Der letzte in jeder Runde scheidet aus oder macht eine Zusatzaufgabe.

**Didaktische Hinweise**

- Außerhalb der Eckmarkierungen des Spielfeldes bzw. des Lauffeldes muss auf ausreichend Platz geachtet werden.
- Die Unterstützung durch Musik kann – im Sinne der Motivationssteigerung – zusätzliche Impulse liefern.
- Die Streckenlänge und die Anzahl der zu laufenden Runden können durch den Sportlehrer unter Berücksichtigung des Leistungsniveaus der Kinder bestimmt werden. Die Anzahl der Kinder in den Staffeln spielt dabei eine wichtige Rolle.

### e) *Astronautenspiel*

**Erklärung**

Ein kleiner Kreis aus Hütchen bildet das Weltraumzentrum, in welchem sich die Kinder zu Paaren zusammen gefunden haben. Diese bilden die Astronautenpaare. Um den kleinen Hütchenkreis ist mit größerem Abstand ein weiterer Hütchenkreis aufgestellt – die Erdumlaufbahn. Nach einem Signal durch den Sportlehrer läuft bzw. fliegt ein Astronaut pro Paar los, um eine oder zwei Runden um die Erdumlaufbahn zu drehen. Dann kehrt er wieder zum Weltraumzentrum zurück. Danach startet der andere Astronaut in die Erdumlaufbahn.

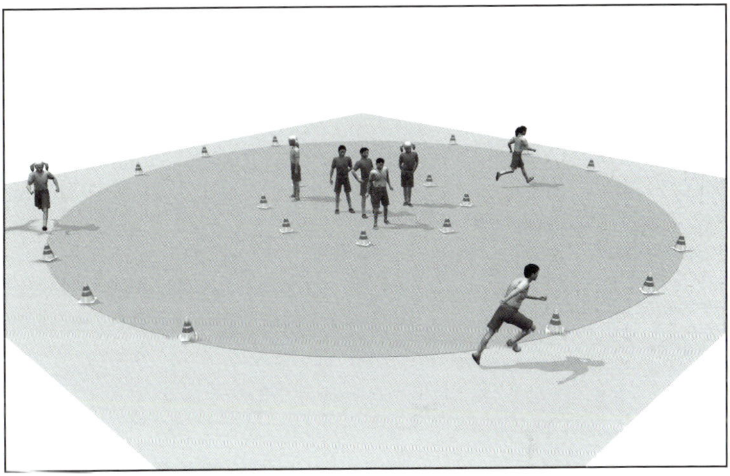

**Variationen**

- Ein zentrales Hütchen stellt die Erde dar. Um dieses Hütchen sind weitere Hütchen sternenförmig und gleichweit entfernt aufgestellt. Diese stellen Satelliten dar. An jedem dieser Satelliten stehen mehrere Astronauten hintereinander. Nach einem Signal durch den Sportlehrer läuft bzw. fliegt jede Gruppe links um ihren Satelliten zur Erde, die den Mittelpunkt darstellt, umläuft diese, um dann zum nächsten Satelliten zu laufen bzw. zu fliegen. Wenn alle Satelliten umrundet wurden, ist die Weltraumreise beendet oder es geht in die nächste Runde.
- Die Satelliten können auch einen unterschiedlichen Abstand zur Erde aufweisen, um die Streckenlänge jeweils zu variieren.
- Diese Übungsform kann auch mit anderen Gegenständen oder Geräten durchgeführt werden (z. B. Langbänke).
- Diese Übungsform kann auch als Wettkampfform gestaltet werden und das Kind oder die Gruppe, die als erste alle Satelliten umrundet hat, hat gewonnen.

Didaktische Hinweise

- Der Sportlehrer sollte die Laufwege vor Übungsbeginn genau erklären und gegebenenfalls demonstrieren.
- Die Belastungsdauer kann durch die Streckenlänge, also durch eine Radiusänderung des Kreises oder durch die Anzahl der zu laufenden Runden verändert werden.
- Die Signale zum Laufbeginn können durch den Einsatz von Musik geprägt werden.

### *f) Mensch ärgere dich nicht*

Erklärung

Benötigt wird ein gewöhnliches „Mensch ärgere dich nicht" Brettspiel. Der Sportlehrer teilt die Kinder in vier Mannschaften, denen jeweils eine Spielfarbe mit den entsprechenden Spielfiguren zugeordnet wird. Der Laufweg orientiert sich nach dem Spielbrettmuster und wird mittels Hütchen vorgegeben. Jedes Kind einer Mannschaft läuft die von ihm gewürfelte Anzahl an Runden auf dem Rundkurs und setzt eine Figur seiner Farbe auf dem Spielbrett entsprechend weiter. Wird eine „6" gewürfelt, darf noch einmal gewürfelt und eine Spielfigur ohne Rundenlauf vorgesetzt werden. Gespielt wird, bis die erste Spielfigur einer Mannschaft im Ziel ist. Das Ende des Spiels kann aber auch über die Anzahl der Spielfiguren, die im Ziel sein müssen, hinaus gezögert werden.

Variation

- Diese Übungsform kann problemlos mit Hindernis- oder Transportläufen kombiniert werden.

Didaktische Hinweise

- Der Sportlehrer sollte den Laufweg richtig demonstrieren und eingrenzen, um Missverständnisse auszuschließen.
- Der Sportlehrer kann die Spielzeit den Leistungsvoraussetzungen der Kinder angepasst variieren.
- Rausschmeißen ist erlaubt.

### *g) Würfelspiel*

**Erklärung**

Die Kinder finden sich paarweise zusammen. Jeder hat einen Spielwürfel. Der eine Partner würfelt jeweils für den anderen. Die gewürfelte Augenzahl bestimmt die Anzahl der Runden, die der Partner auf einem Rundkurs laufen muss. Der Sportlehrer kann zusätzliche Regeln einführen, um diese Übungsform interessanter zu gestalten:

**Variationen**

- Der Partner, für den die kleinere Augenzahl gewürfelt wird, muss entsprechend so viele Runden laufen.
- Der Partner, für den die größere Augenzahl gewürfelt wird, muss entsprechend so viele Runden laufen.
- Jedes Kind schätzt die Augenzahl, die gewürfelt wird. Die Differenz bestimmt die Anzahl der Runden, die gelaufen werden muss.
- Welches Paar läuft mit 3-mal würfeln am weitesten?
- Augenzahl 1, 2 und 3 bedeutet dementsprechend viele Runden zu laufen. Für die Augenzahlen 4, 5 und 6 werden bestimmte Aufgabenstellungen festgelegt (z. B. Liegestütze, Hockstrecksprünge, Sit-Ups, Seilsprünge, Pause).

*8.3.4 Laufen in unterschiedlichem Gelände*

### *a) Fahrtspiel*

**Erklärung**

Die Kinder laufen in verschiedenem Gelände mit unterschiedlicher Schrittgestaltung und differenzierter Geschwindigkeit. Die Kinder sollen dem Gelände angepasst mit langen und raumgreifenden Schritten oder mit kurzen und wendigen Schritten laufen. Steigungen sind dabei schnell oder langsam zu gestalten und das Hinablaufen mit langen oder kurzen Schritten zu bewältigen.

**Variationen**

- Der Sportlehrer kann mit Hilfe einer Stoppuhr die Tempowechsel festlegen.
- Bei schlechtem Wetter besteht die Möglichkeit mit Rhythmusläufen diese Übungsform in der Sporthalle durchzuführen.

**Didaktische Hinweise**

- Die Kinder sollen herausfinden, welche Schrittlängen und Geschwindigkeiten für bestimmte Geländeformen günstiger sind.
- Aufgabe des Sportlehrers ist es – angepasst an das Leistungsniveau der Kinder – ein geeignetes Gelände auszusuchen.
- Um Sprunggelenksverletzungen im Gelände zu vermeiden bzw. vorzubeugen, ist es notwendig, im Vorfeld der Anwendung dieser Übungsform einige andere Laufübungen auf unebenem Untergrund durchzuführen.

### *b) Mini-Biathlon*

**Erklärung**

Je nach Länge der Strecke hat jedes Kind eine bestimmte Anzahl an Runden eines festgelegten Kurses zu laufen. Auf dieser Laufrunde befindet sich eine Zielwurfstation, in der es darum geht, mit drei Versuchen einen Gegenstand in ein Ziel zu werfen oder ein Ziel zu treffen. Nach einem Treffer dürfen die Kinder sofort weiter laufen. Wenn sie es nicht schaffen innerhalb dieser drei Versuche das Ziel zu treffen, müssen sie eine kleine Strafrunde laufen. Nach der Strafrunde geht es wieder auf die eigentliche Laufrunde. Das Kind, das als erstes die vom Sportlehrer vorgegebene Anzahl der Runden gelaufen ist, hat gewonnen.

**Variationen**

- Die Kinder bekommen Zusatzaufgaben auf dem Weg zur Wurfstation (z. B. Hindernis- oder Transportläufe).
- Die Kinder laufen paarweise, in Gruppen oder bilden Staffeln.

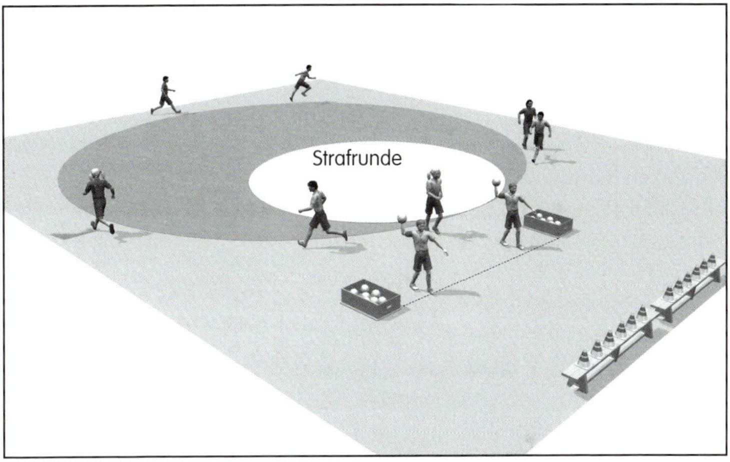


**Didaktische Hinweise**

- Diese Übungsform ist sehr gut für verschiedenes Gelände geeignet und bildet eine Abwechslung zum Alltag in der Sporthalle. Wenn genügend Platz vorhanden ist, kann der Parcours auch in der Halle aufgebaut werden.
- Aufgabe des Sportlehrers ist es, angepasst an das Leistungsniveau der Kinder, ein geeignetes Gelände auszusuchen.

### *c) Hindernislauf/Querfeldeinlauf*

**Erklärung**

Die Kinder bekommen die Aufgabe Gegenstände oder räumliche Gegebenheiten in den Laufrhythmus einzubauen. Dabei können zahlreiche Gegenstände wie Bäume, Geländer, Treppen, Gräben, Klettergerüste oder Weitsprunggruben mit einbezogen werden. Geräte aus der Sporthalle können dabei auch Anwendung finden. Um diese Gegebenheiten mit einzubauen sind lediglich grundlegende motorische Fertigkeiten wie klettern, springen, kriechen oder laufen notwendig.

**Variation**

- Wenn die Kinder in kleinen Gruppen laufen, bekommt jeder Läufer die Chance für eine gewisse Zeit das Tempo und die zu laufende Route durch das Gelände oder den Parcours zu bestimmen.

**Didaktische Hinweise**

- Durch Hindernisse bzw. Geländeveränderungen kommt Abwechslung in den monotonen Laufrhythmus.
- Der Sportlehrer ist dazu angehalten, interessante und abwechslungsreiche Strecken für die Kinder auszusuchen.

### *d) Orientierungslauf*

**Erklärung**

Die Kinder haben die Aufgabe während des Laufens bestimmte Geländepunkte oder Gegenstände zu finden. Der Orientierungslauf kann einzeln oder in Gruppen stattfinden. Die Kinder müssen durch einfache Aufgaben mit dem Lesen einer Karte vertraut gemacht werden. An den einzelnen Posten sind einfache Fragestellungen oder kleine Aufgaben zur Kontrolle zu lösen.

**Variationen**

*Stern-Orientierungslauf:*
Es existiert ein zentraler Start-Ziel-Punkt, an dem der Sportlehrer steht. Von dort aus laufen die Kinder verschiedene Posten an, um bestimmte Aufgaben zu lösen. Es wird jedes Mal zum Ausgangspunkt zurück gelaufen, um die Informationen für den nächsten Punkt einzuholen. Die Reihenfolge der anzulaufenden Punkte kann auch vorher schon bekannt gegeben werden.

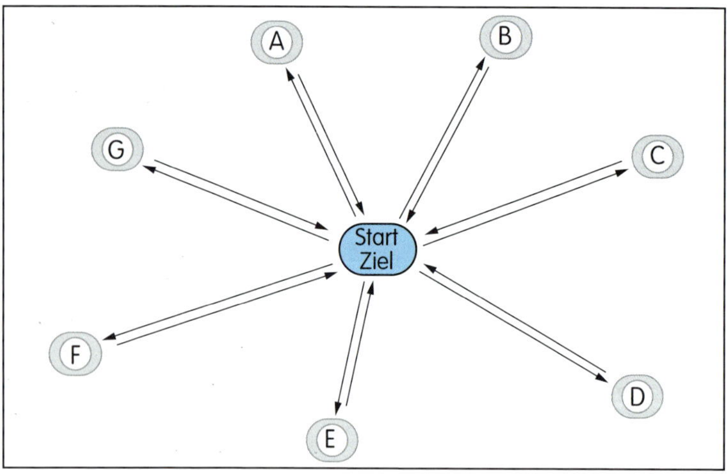


- Am Start- und Zielpunkt sind alle Aufgabenkarten mit je einer anzulaufenden Station aufgehängt. Die Kinder prägen sich jeweils die Route zu einer Station ein und laufen dann auswendig zu dieser. Der Rückweg wird möglichst schnell zurückgelegt, da der Weg jetzt bekannt ist. Gewonnen hat die Gruppe, die am schnellsten alle Punkte angelaufen und die Aufgaben gelöst hat.

*Schmetterlings-Orientierungslauf:*
Hier existiert auch ein zentraler Start-Ziel-Punkt, den die Kinder aber erst nach zwei bis drei angelaufenen Stationen wieder aufsuchen.

**Variationen**

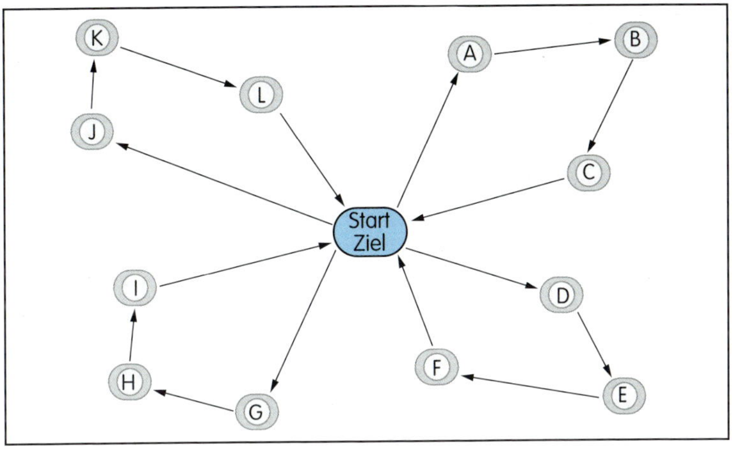


*Rad-Orientierungslauf:*
Von einem zentralen Ausgangspunkt aus laufen die Kinder auf einer „Speiche“ zu einem Posten, um dann von dort aus in einer festgelegten Laufrichtung alle anderen Posten anzulaufen. Wenn alle Posten angelaufen wurden, kehren die Kinder wieder zum Ausgangspunkt zurück.

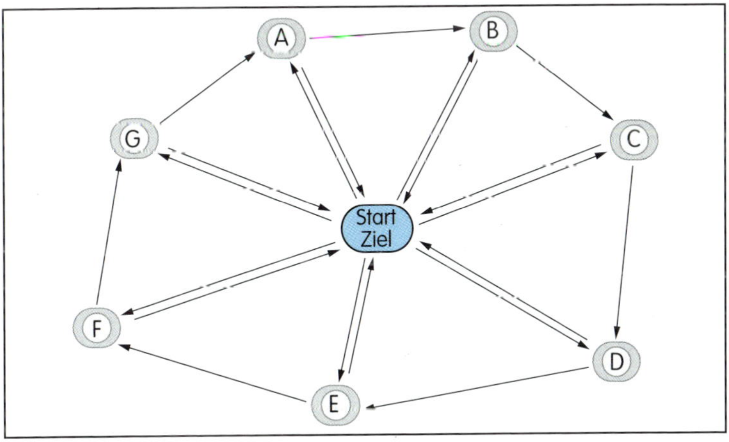


- Zusätzlich könnte ein Zeitrahmen festgelegt werden (z. B. wie viele Strecken bzw. Posten die Kinder in 10 Minuten schaffen).
- An den Stationen können auch Zusatzaufgaben gestellt werden, wie Matheaufgaben, Vokabelübersetzungen, Sätze bilden oder Turnübungen.
- Die Karte für den Orientierungslauf kann von den Kindern selbst kreiert werden. Nachdem sie die Markierungen im Gelände ausgehängt und diese auf der Karte markiert haben, erhält jeder bzw. jede Gruppe eine fremde Karte.

**Variationen**

- Aufregend und interessant ist auch die Kombination mit einem so genannten „Glücksrad-Lauf", in dem die Kinder an jeder erlaufenen Station des Orientierungslaufs einen neuen Buchstaben in alphabetischer Reihenfolge erhalten, um am Ende einen Satz oder eine Redewendung zu erraten. Dazu ist ein vorher festgelegter Kontrollzettel nötig, in dem die Kinder die erhaltenen Buchstaben notieren können.
- Kurze Wörter oder Redewendungen können auch ohne alphabetische Reihenfolge erlaufen werden, sodass die Kinder nachdem sie alle Buchstaben notiert haben, die geheime Botschaft erraten müssen. Der Sportlehrer muss festlegen, ob die Kinder den Lauf abbrechen können, wenn sie die Botschaft schon vorher erraten.
- Um erste Erfahrungen im Umgang mit Karten zu machen, laufen alle gemeinsam mit einer Karte ins Gelände. An einer markanten Stelle bleibt der Sportlehrer stehen und fragt die Kinder, wo sie sich auf der Karte befinden. Daraufhin müssen sie ihren Standpunkt bestimmen. Danach geht es weiter zum nächsten Punkt.
- Der Sportlehrer markiert in einem nicht zu großen und abgegrenzten Gebiet Posten an verschiedenen Standorten. Die Kinder erhalten dieses abgegrenzte Gebiet auf ihren Karten, jedoch nicht die markierten Posten. Die Aufgabe besteht jetzt darin, in einer bestimmten Zeit alle Posten in diese Karte einzutragen und sich wieder am Ausgangspunkt einzufinden.
- Unter Führung des Sportlehrers werden Teilstrecken im Gelände gemeinsam zurückgelegt und ihre Länge geschätzt (z. B. auf Wegen, im flachen Gelände, an Steigungen, im Gefälle, Querfeldein). Durch das Schätzen der Laufstrecke oder das Zählen der Schritte entsteht ein Wettkampfcharakter.

**Didaktische Hinweise**

- Der Sportlehrer sollte einfache, aber trotzdem interessante Orientierungsaufgaben aufstellen und dabei die Wünsche und Ideen der Kinder mit einbeziehen.
- Die Kinder werden selber kreativ in der Aufgabengestaltung für die Mitläufer und lernen sich anhand von Karten zu orientieren.
- Kleine Gruppen von 3 bis 5 Kindern ermöglichen die aktive Beteiligung aller Kinder an den Suchaufgaben.

### 8.3.5 Laufen in Kooperation

#### a) Tempomacher

**Erklärung**

Die Kinder laufen in kleinen Gruppen auf einem Rundkurs. In jeder Runde übernimmt ein anderer Läufer die Spitze. Er hat die Aufgabe, das richtige Tempo für die Gruppe zu finden.

**Variation**

- Die Gruppen bekommen Zeitvorgaben. Welche Gruppe schafft es, die Zeit am genauesten einzuhalten. Die Vorgaben können für jede Runde bestehen, sodass jedes Kind, nachdem es Tempomacher war, weiß wie gut es die Zeitvorgabe eingehalten hat.

**Didaktischer Hinweis**

- Der Sportlehrer sollte die Gruppen so zusammenstellen, dass die Kinder etwa das gleiche Leistungsniveau besitzen.

#### b) Partner- und Gruppenlauf

**Erklärung**

Den Kindern werden beim Laufen Partner- oder Gruppenaufgaben gestellt (z.B. Anfassen, Einhaken, Abklatschen). Sie können dabei durch ein Seil verbunden sein.

**Variation**

- Die Kinder sollen während des Laufens den Rhythmus eines Partners aufnehmen und nach einiger Zeit wechseln oder den Rhythmus für einen anderen Läufer vorgeben.

**Didaktische Hinweise**

- Das Einspielen von geeigneter Musik kann hilfreich bei der Findung des Laufrhythmus sein.
- Der Sportlehrer gibt Signale, um die Wechsel der Laufpartner anzukündigen.

#### c) Blindenlauf

**Erklärung**

Zwei Kinder laufen zusammen. Eines von ihnen läuft mit verbundenen Augen, während der Partner durch Kommandos, wie Tippen auf bestimmte Körperteile, dirigiert. Nach einer vorher festgelegten Zeit oder Strecke wird die Position gewechselt.

**Variation**

- Statt mit verbundenen Augen laufen die Kinder mit je einem zusammengebundenen Bein.

**Didaktische Hinweise**

- Die Kommandos bzw. Zeichen der Kinder mit den dazugehörigen Reaktionen müssen vorher abgeklärt werden, um Missverständnisse auszuschließen.
- Der Sportlehrer soll, wenn es möglich ist, die Paare so bilden, dass zwei Teilnehmer zusammen laufen, die sich noch nicht so gut kennen.
- Bei dieser Übungsform ist sehr viel Disziplin nötig, damit die Kinder ihren Partnern vertrauen können. Der Sportlehrer muss deshalb gegenseitige Rücksichtnahme und Verantwortung einfordern.

### *d) Schattenlauf*

**Erklärung**

Die Kinder laufen paarweise hintereinander. Der vordere Läufer macht verschiedene Laufbewegungen vor und variiert die Richtung. Das Tempo und die Fortbewegungsart können vielfältig verändert werden. Der Partner macht die Laufbewegungen wie ein Schatten nach. Nach einer bestimmten Zeit oder Strecke wechseln die Kinder die Position oder auch den Partner.

**Variationen**

- Die Kinder bekommen paarweise Aufgabenstellungen (z. B. Hände abklatschen, paarweise einhaken und im Kreis drehen, einen Tunnel bilden, durch den ein anderes Paar läuft).
- Das Schattenlaufen kann auch in größeren Gruppen stattfinden.

**Didaktischer Hinweis**

- Durch die Wahl geeigneter Musik lässt sich die Phantasie der Kinder zusätzlich anregen.

### *e) Atomspiel*

**Erklärung**

Die Kinder bewegen sich frei zur Musik durch den Raum. Bei Musikstopp wird eine Zahl vom Sportlehrer gerufen. Die Kinder finden sich möglichst schnell zu einer Gruppe in der Größe der genannten Zahl zusammen, um kurz stehen zu bleiben und dann den Lauf nach Wiedereinsetzen der Musik fortzusetzen.

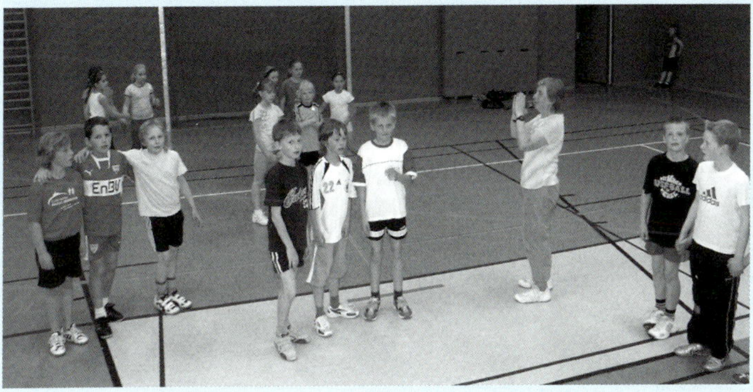

**Variationen**

- Der Sportlehrer stellt Zusatzaufgaben für die Kinder, um z. B. Statuen oder Tiere darzustellen und dabei die Zahl der Hände und Füße, die den Boden berühren, festzulegen (z. B. Dreier-Gruppe: zwei Hände und vier Füße).
- Bekannte Elemente aus dem Fitnessbereich oder des Lauf-ABC können Inhalte dieser Aufgaben sein. Somit werden in der Gruppe z. B. zehn Wiederholungen der genannten Kraft- oder Koordinationsübung absolviert.

**Didaktische Hinweise**

- Komplexere Zusatzaufgaben müssen vorher mit den Kindern abgesprochen werden und können dann durch ein kurzes Signal angekündigt werden.
- Die Übungsform wird stark durch die gewählte Musik und die gestellten Aufgaben geprägt. Der Sportlehrer muss versuchen das Geschehen geschickt zu lenken, ohne die Kreativität der Kinder einzuschränken.

## *f) Run & Bike*

**Erklärung**

Zwei Kinder bilden ein Paar. Das eine Kind läuft, während der Partner mit dem Fahrrad fährt. Beide müssen immer beieinander bleiben. In regelmäßigen Abständen wechseln die Kinder die Aufgabenstellung.

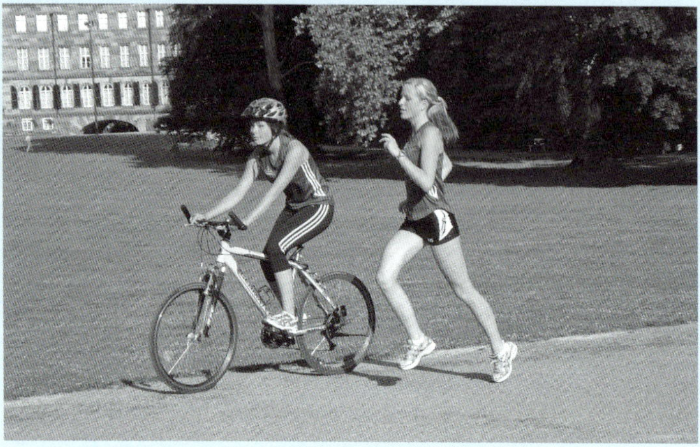

**Variationen**

- Diese Übungsform kann auch mit konkurrierenden Paaren gestaltet werden, um einen Wettkampfcharakter entstehen zu lassen. Welches Paar schafft in einer bestimmten Zeit die weiteste Strecke?
- Die Intensität kann durch wechselndes Gelände sowie durch kürzere oder längere Ablösezeiten variiert werden.
- Eine andere Möglichkeit besteht darin, keine Wechselzeiten zuzulassen, sodass ein Partner den Parcours durchläuft, der andere ihn durchfährt.

**Didaktischer Hinweis**

- Der Sportlehrer hat die Aufgabe ein geeignetes Gelände für beide Formen der Fortbewegung auszuwählen. Bei der Wahl des Streckenprofils ist darauf zu achten, dass es für beide Fortbewegungsformen etwa gleichermaßen anspruchsvoll gestaltet ist.

## *g) Zuglauf*

**Erklärung**

Die Kinder bilden kleine Laufgruppen in der Größe von drei bis fünf Läufern. Der Sportlehrer legt daraufhin eine Streckenlänge fest. Das erste Kind läuft die erste Strecke alleine und nimmt auf dem Rückweg den zweiten Läufer mit. Am Startpunkt wieder angekommen, bleibt das erste Kind stehen und der zweite Läufer nimmt den dritten mit.

**Erklärung**

Ein *„ausgeruhter“* Läufer läuft immer neben einem *„müden“*. Wenn die Gruppe durch ist, beginnt es von vorne. Der Sportlehrer kann eine Laufzeit vorgeben und danach wird gezählt welche Gruppe die meisten Strecken bewältigt hat.

### *h) Körpergefühlslauf*

**Erklärung**

Die Kinder bilden Paare. Ein Partner läuft eine Rundstrecke in zügigem Tempo und der Andere trägt die einzelnen Streckenzeiten auf ein Protokollblatt ein. Die Streckenzeiten werden analysiert und nach dem Lauf mit dem Gefühl des laufenden Kindes, in den einzelnen Phasen, verglichen.

**Variation**

- Jeder der Partner hat die Aufgabe ungefähr 30 Minuten zu laufen. Das Tempo kann frei gewählt und variiert werden. Die Kinder sollen sich merken, was mit ihrem Köper passiert und ihre Erfahrungen vergleichen (z.B. Atemnot, schwere Beine, Seitenstechen, Krämpfe, Schwitzen, Herzschlaganstieg). Diese Übungsform lässt sich mit Herzfrequenzmessgeräten unterstützen, um den Kindern Körperreaktionen erklären zu können.

**Didaktische Hinweise**

- Der Sportlehrer sollte auf die verschiedenen Erlebnisse der Kinder während des Laufens eingehen und die Körperreaktionen erklären.
- Durch diese Art der Aufmerksamkeitslenkung erreicht der Sportlehrer, dass sich die Kinder auf ihre Körperreaktionen konzentrieren und somit ihr Körperbewusstsein erweitern.

### *8.3.6 Laufen mit Zeitvorgaben*

#### *a) Zeitschätzlauf/Tempogefühlslauf*

**Erklärung**

Die Kinder haben die Aufgabe, während des Laufens auf einem Spielfeld zu schätzen, wann eine bestimmte Zeit vorüber ist. Der Sportlehrer gibt ein Feedback über den Unterschied zur Zielzeit.

**Variationen**

- Die Kinder sollen eine vorgegebene Strecke in einer bestimmten Zeit laufen. Während dieser Aufgabe können verschiedene Geschwindigkeiten eingebaut werden, um mit dem Tempo zu spielen.
- Die Kinder geben an, in welcher Zeit sie eine bekannte Strecke laufen möchten. Ihre Angabe wird mit dem Resultat verglichen.
- Zusätzlich können weitere Aufgaben in Verbindung mit Transport- oder Hindernisläufen das Einschätzen der Laufzeit erschweren.
- Die Kinder laufen auf ein Signal des Sportlehrers los. Nach 10 Sekunden erfolgt das Kommando Stopp, worauf die Kinder zügig im Raum umher gehen. Nach weiteren 10 Sekunden kommt wieder das Kommando zum Loslaufen. Der Sportlehrer gibt über etwa 2 bis 3 Minuten diese Kommandos. Danach sollen die Kinder über denselben Zeitraum den Wechsel zwischen Laufen und Gehen selbst einschätzen. Die Gehpause bildet hierbei eine aktive Pause. Möglich ist eine Verlängerung der Laufzeiten um jeweils 5 Sekunden bis es zum Minutenlauf kommt.

**Didaktische Hinweise**

- Um zu vermeiden, dass ein unmotivierter Läufer zu früh aufhört, teilt der Sportlehrer das Spielfeld in zwei Hälften. Wer der Meinung ist, dass die Zeit um ist, wechselt auf die andere Hälfte und läuft dort weiter.
- Der Sportlehrer kann das Tempo regulieren, indem er die Zeiten für die anzulaufenden Stationen festlegt.
- Der Sportlehrer sollte beachten, dass mit zunehmender Laufdauer die Ermüdung und die notwendige Konzentration der Kinder beeinflusst werden. Ihr Zeitschätzvermögen sinkt dementsprechend.
- Der Sportlehrer sollte grundsätzlich immer mit nahen Zielen beginnen, um im späteren Übungsprozess die Strecke zu erweitern.
- Der Sportlehrer sollte immer sofort ein Feedback über die geschätzte Zeit geben, da die Kinder versuchen sollen, die Differenz zwischen erlebter und gemessener Zeit zu minimieren.

### b) Pendellauf

**Erklärung**

Alle Kinder laufen gleichzeitig in eine Richtung. Nach der Hälfte der vorgesehenen Laufzeit gibt der Sportlehrer ein Signal. Die Kinder müssen umkehren und versuchen, gleichzeitig am Ende der Laufzeit wieder am Ausgangspunkt einzutreffen. Wer zu früh ankommt, läuft auf der Stelle weiter.

**Variationen**

- Es wird versucht, den Rückweg 1 oder 2 Minuten schneller zu laufen.
- Die Kinder bilden Paare und laufen auf einem Rundkurs. Die Partner starten am selben Ausgangspunkt und laufen in die gegengleiche Richtung. Wenn sie sich treffen, klatschen sie sich ab und kehren um. Auf der gegenüberliegenden Seite passiert das gleiche. Der Sportlehrer kann eine bestimmte Zeit festlegen, in der die Paare versuchen, so viele Begegnungen wie möglich zu schaffen. Eine Zusatzaufgabe in dieser Variationsform wäre, dass die Kinder versuchen, sich immer am gleichen Ort auf der Gegenseite zu treffen. Der Sportlehrer kann dem entsprechend auch leistungsschwächere Kinder mit fortgeschrittenen Läufern zusammen laufen lassen.

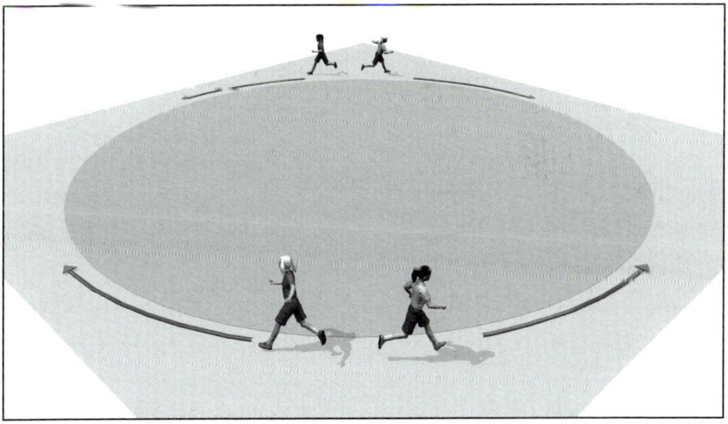

### c) Lebendige Uhr

**Erklärung**

Zwei Gruppen von Kindern treten in zwei unterschiedlichen Ausdauerformen gegeneinander an. Die erste Gruppe läuft eine durch den Sportlehrer vorgegebene Strecke und gibt somit die Dauer an, wie lange die zweite Gruppe Basketballkorbleger abwechslungsweise auf zwei voneinander entfernte Körbe ausführt. Danach findet ein Wechsel der Aufgaben statt. Ziel ist es, die meisten Korbleger auf dem Konto zu haben.

**Variationen**

- Diese Übungsform lässt sich auch mit anderen Sportspielen oder Aufgaben kombinieren (z.B. Tore schießen, Seilsprünge, Liegestütze, Sit-Ups, Stufensteigen auf eine Bank).
- Eine andere Variante ist, dass z.B. beide Mannschaften gegeneinander Fußball spielen. Die Auswechselspieler laufen um das Spielfeld. Pro Runde gibt es einen Punkt und die Laufpunkte werden mit dem Fußballergebnis verrechnet (z.B. 5 Runden bedeuten ein Tor). Die Spieler lösen sich individuell ab oder dürfen solange spielen wie sie laufen.

**Didaktische Hinweise**

- In der Halle ist es möglich, um das Volleyballfeld zu laufen und im Spielfeld bestimmte Aufgaben zu erfüllen.
- Die Gruppengröße muss identisch sein. Der Sportlehrer sollte die Streckenlänge so wählen, dass ungefähr 15 Minuten gelaufen werden muss.

### *d) Minutenlauf*

**Erklärung**

Für die Kinder werden bestimmte Laufzeiten vorgegeben. Sie müssen z.B. fünf Läufe zwischen zwei und fünf Minuten absolvieren. Die Läufe werden durch Gehpausen von ein bis zwei Minuten getrennt. Diese Übungsform kann auch in Gruppen durchgeführt werden.

| Laufen | Gehen |
|---|---|
| 1 min | 1 min |
| 2 min | 1 min |
| 3 min | 1 min |
| 4 min | 1 min |
| 5 min | Fertig! |

**Didaktische Hinweise**

- Der Sportlehrer sollte die Gruppen so zusammenstellen, dass ein gleichmäßiges Tempo gelaufen wird.
- Die Länge der Belastungsphasen sollte nach und nach gesteigert werden.

### *e) Dreieckslauf/Viereckslauf*

**Erklärung**

Der Sportlehrer markiert ein gleichseitiges Dreieck oder Viereck mit einer Seitenlänge von ca. 60 bis 80 Metern. Die Kinder werden in drei bzw. vier Gruppen eingeteilt und starten einzeln auf ein Signal des Sportlehrers gleichzeitig von den jeweils drei bzw. vier Ecken. Für die Strecke von einer zur anderen Ecke legt der Sportlehrer eine Zeit fest, deren Ende er mit einem weiteren Signal bekannt gibt. Wenn die Ecke zu früh erreicht wird, muss der Läufer dort weiter traben und auf seine Gruppe warten. Das Signal ist gleichzeitig das Zeichen für den nächsten Läufer aus der Gruppe.

**Variationen**

- Je nach Leistungsniveau kann der Sportlehrer das Dreieck oder das Viereck vergrößern oder verkleinern.
- Diese Übungsform kann in Kombination mit Transport- oder Hindernisläufen stattfinden.
- Das Volleyballfeld wird an den Eckpunkten mit Hütchen markiert. An jedem Hütchen steht eine Gruppe mit Kindern. Die Aufgabe besteht darin, dass jede Gruppe ihr Tempo so wählt, dass sie in 10 Sekunden am nächsten Hütchen ankommt. Danach kann versucht werden, in 10 Sekunden bis zur übernächsten Station zu laufen. Die nächste Stufe besteht darin, durchgehend zu laufen und der Sportlehrer nennt die Zwischenzeiten. Wenn die Gruppe zu früh an einer Station ist, muss sie weiter traben. Wenn sie zu spät ist, muss sie die nächste Strecke etwas schneller laufen.

**Didaktische Hinweise**

- Für die Übungsform um das Volleyballfeld ergibt sich eine Strecke von ca. 60 Meter pro Runde, da nie genau auf den Linien gelaufen wird. So lassen sich problemlos in fünf Minuten 600 Meter laufen.
- Der Sportlehrer kann das Tempo regulieren, indem er die Zeiten für die anzulaufenden Stationen festlegt.
- Der Sportlehrer sollte beachten, dass mit zunehmender Laufdauer die Ermüdung die notwendige Konzentration der Kinder beeinflusst. Ihr Zeitschätzvermögen sinkt dementsprechend.

*8.3.7 Laufen mit Geräten und Gegenständen*

### *a) Transportlauf*

**Erklärung**

Die Kinder laufen zwei Runden eines Rundkurses oder einer beliebigen Strecke. Danach bekommen sie einen kleinen Sack, eine Plastiktüte oder einen Karton als Behälter, um ab der dritten Runde kleine Gegenstände aufzusammeln. Der Sportlehrer gibt eine Laufzeit vor und wie viele Gegenstände die Kinder pro Runde einsammeln dürfen. Am Ende werden dann die gesammelten Gegenstände gezählt und verglichen (z. B. Korken, Bierdeckel, Karten, Tannenzapfen, Bohnensäckchen).

**Didaktischer Hinweis**

- Der Sportlehrer sollte versuchen, interessante und unbekannte Gegenstände zu verwenden, um den Erlebnischarakter der Übungsform zu steigern.

### *b) Laufen mit Bällen*

**Erklärung**

Alle Kinder laufen ohne Unterbrechung in einem abgegrenzten Spielfeld kreuz und quer. Nacheinander rollt der Sportlehrer verschiedene Bälle in das Spielfeld. Wenn ein Ball auf ein Kind zurollt, muss dieses den Ball zu einem anderen treiben. Das Ziel ist es, dass die Bälle immer in Bewegung bleiben und nicht aus dem Spielfeld rollen. Die Kinder sollen versuchen, so viele Bälle wie möglich im Spielfeld zu bewegen.

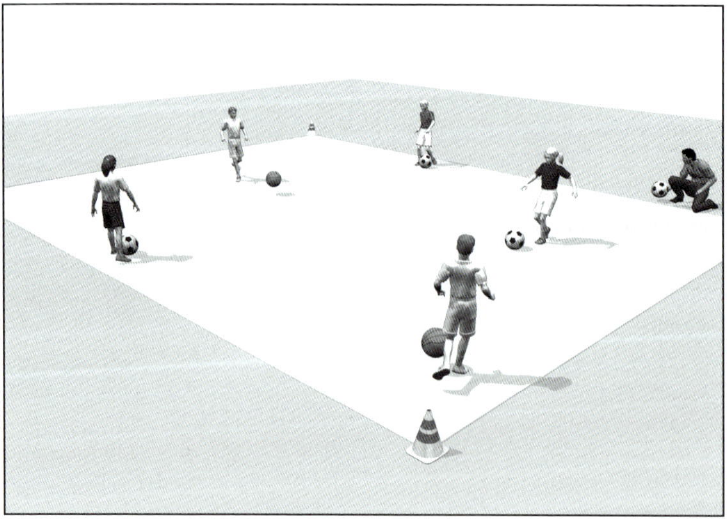

**Variationen**

Jedes Kind besitzt einen Ball, mit dem es bestimmte Übungen nachvollzieht:

- Basketballdribbling mit der rechten Hand, mit der linken Hand oder im Wechsel. Fußballdribbling ist auf diese Weise ebenfalls möglich.
- Dribbeln mit einem abrupten Stopp, um dann weiter zu dribbeln.
- Dribbeln und auf ein Signal des Sportlehrers um die eigene Achse dribbeln und weiterlaufen.
- Rückwärts dribbeln.
- Slalomdribbeln um Hütchenreihen.
- Dribbeln mit Lauftempowechsel.

- Zwei Kinder laufen kreuz und quer und werfen sich abwechselnd einen Ball zu. Diese Übungsform kann auch in einem Parteiballspiel münden, indem die Kinder versuchen, den Ball innerhalb der Mannschaft so oft wie möglich zuzupassen und die andere Mannschaft versucht, dieses zu verhindern.

**Didaktischer Hinweis**

- Der Sportlehrer kann das Ausdauertraining mit Übungsformen aus den Ballsportarten kombinieren. Er sollte dabei die motorischen Fähigkeiten der Kinder beachten und die Übungen so auswählen, dass sie auf das Leistungsniveau der Kinder zugeschnitten sind.

### *c) Laufen mit Reifen*

**Erklärung**

Jedes Kind bekommt einen Reifen und läuft damit kreuz und quer durch den Raum. Der Reifen kann in verschiedenen Positionen gehalten werden:

- wie ein Lenkrad vor dem Körper.
- wie ein Heiligenschein über dem Kopf.
- um die rechte oder linke Schulter gehängt.
- um die Hüfte getragen.

**Variationen**

Die Kinder haben paarweise einen Reifen und müssen während des Laufens bestimmte Aufgaben erfüllen:

- Der Reifen wird zusammen getragen.
- Die Paare haken sich an den Armen ein und laufen um die auf dem Boden liegenden Reifen. Auf Kommando des Sportlehrers stellt sich jedes Paar in einen Reifen.
- Die Kinder laufen paarweise und treten immer mit dem inneren Fuß in einen Reifen.
- Ein Kind des Paares läuft kreuz und quer durch den Parcours, während der Partner Sprungübungen in einem Reifen durchführt. Auf ein Signal des Sportlehrers erfolgt der Wechsel.

- Die Kinder laufen im Tandem durch die auf dem Boden liegenden Reifen. Auf ein Signal steigen beide nebeneinander oder hintereinander in einen Reifen und halten ihn in Hüfthöhe, um dann weiter zu laufen.

**Variationen**

Die Kinder bauen einen Reifenparcours auf und laufen kreuz und quer durch den Raum. Auf ein Kommando des Sportlehrers werden folgende Aufgaben erfüllt:

- Jedes Kind stellt sich in einen Reifen.
- Jedes Kind stellt sich in einen Reifen und hebt diesen über den Kopf, um ihn seitlich wieder abzulegen. Danach wird weiter gelaufen.
- Jedes Kind umkreist einen Reifen und läuft weiter.
- Die Kinder laufen entweder kreuz und quer durch den Raum oder einen Rundkurs um den Reifenparcours. Im Parcours selbst liegt ein Reifen weniger als Kinder mitmachen. Auf ein Signal des Sportlehrers hin springen alle in einen Reifen. Das Kind, das keinen abbekommt, darf eine Zusatzaufgabe durchführen. Danach kann noch ein Reifen mehr aus dem Parcours genommen werden, um die Spannung zu steigern.

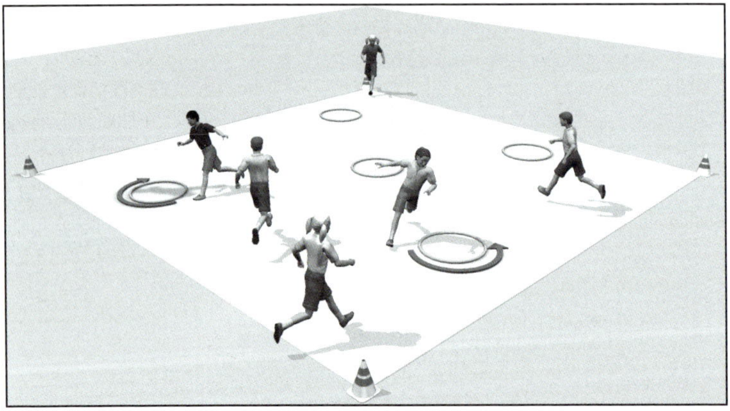

- Die eine Hälfte der Kinder hält jeweils einen Reifen wie ein Tor und zwar so, dass die anderen durch diesen steigen können. Auf ein Kommando des Sportlehrers schlüpft die andere Hälfte der Kinder durch die Reifen und löst den Halter ab.
- Alle Kinder laufen mit ihrem Reifen kreuz und quer durch den Raum und wenn sich zwei begegnen, tauschen sie den Reifen auf verschiedene Art und Weise (z.B. Zurollen, Zuwerfen).

**Didaktische Hinweise**

- Je nach der Geschicklichkeit der Kinder steht dem Sportlehrer frei, welche Zusatzaufgaben er einbaut. Er sollte nur darauf achten, dass diese Übungsformen den Ausdauercharakter nicht verlieren.

**Didaktische Hinweise**

- Der Sportlehrer sollte die Zusatzaufgaben für die Kinder genau beschreiben und gegebenenfalls demonstrieren.

### *d) Laufen mit Tau*

**Erklärung**

Die Kinder bilden Läufergruppen, die jeweils ein langes Tau in der rechten Hand halten. Alle laufen hintereinander und müssen bestimmte Laufaufgaben absolvieren:

- Schlangenlinien laufen.
- Schnecken oder Spiralen laufen.
- Zahlen laufen.
- Buchstaben laufen.
- Figuren laufen.

Der Sportlehrer kann dazu zusätzliche Aufgaben stellen:

- Die Kinder laufen rückwärts.
- Die Kinder übergeben das Tau im Laufen über den Kopf in die andere Hand.
- Die Kinder laufen mit dem Tau zwischen den Beinen.
- Die Kinder laufen und halten dabei das Tau über dem Kopf.
- Die Kinder setzen sich auf Kommando des Sportlehrers hin und halten das Tau genau so wie vorher vereinbart, um danach weiter zulaufen.
- Die Kinder machen eine Drehung und verbinden das mit einem Handwechsel, um dann in entgegengesetzter Richtung weiter zu laufen.
- Das erste der Kinder löst sich während des Laufens vom Tau und lässt sich zurück fallen, um sich hinten wieder an das Tau zu stellen.
- Das letzte der Kinder löst sich während des Laufens vom Tau und läuft an die Spitze.

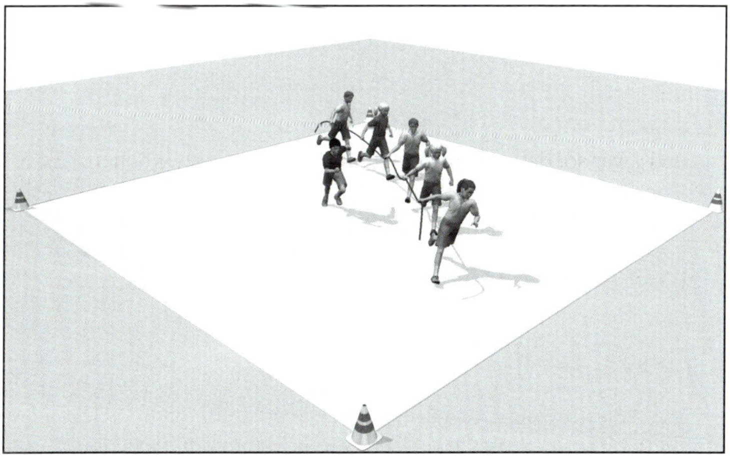

**Variationen**

Der Sportlehrer stellt zusätzliche Aufgaben, bei denen die Gruppe das Tau kurz ablegen muss:

- Die Kinder legen das Tau auf Kommando des Sportlehrers ab und springen über das Tau. Danach wird das Tau wieder aufgenommen und weiter gelaufen.
- Die Kinder legen das Tau auf Kommando des Sportlehrers ab und machen eine halbe Drehung, um dann das Tau wieder aufzunehmen und in die andere Richtung weiter zu laufen.
- Die Kinder legen das Tau auf Kommando des Sportlehrers ab und laufen kreuz und quer durch den Raum, um auf ein zweites Kommando das Tau wieder aufzunehmen und weiter zu laufen,
- Wenn es zwei Gruppen gibt, legen beide auf ein Kommando des Sportlehrers das Tau ab und laufen zum Tau der anderen Gruppe, um dieses aufzunehmen und weiter zu laufen.
- Die Kinder am Tau tragen abwechselnd die Ziffern eins und zwei. Auf Kommando des Sportlehrers wechseln alle Gruppenmitglieder, die z. B. der Ziffer 1 zugeordnet sind auf die andere Seite des Taus. Alle Kinder laufen gemeinsam weiter.
- Auf das Kommando des Sportlehrers lassen die Kinder, deren Nummer aufgerufen wurde, das Tau los und laufen kreuz und quer durch den Raum. Auf ein zweites Kommando laufen sie wieder zum Tau zurück und passen sich dem Lauftempo der anderen Kinder an.

**Didaktische Hinweise**

- Je nach Geschicklichkeit der Kinder steht dem Sportlehrer frei, welche Zusatzaufgaben er einbaut. Er sollte darauf achten, dass diese Übungsformen den Ausdauercharakter nicht verlieren.
- Der Sportlehrer sollte die Zusatzaufgaben für die Kinder genau beschreiben und gegebenenfalls demonstrieren.

### 8.3.8 Laufen im Projekt

#### a) Kilometerzähler

**Erklärung**

In einem bestimmten Zeitraum werden die gelaufenen Kilometer der Kinder eines Vereins, einer Mannschaft oder einer Schulklasse addiert. Eine bestimmte Anzahl an Kilometern oder eine Wegstrecke von einem Ort zum anderen bzw. in ein anderes Bundesland muss bewältigt werden (z. B. „Wir laufen durch ein Bundesland").

**Variationen**

- Die Kinder können z. B. auch während des Wochenendes oder während der Ferien ihre Kilometer zählen. Dafür können sie sich vor dem Wochenende oder den Ferien Ziele setzen (z. B. Ich laufe von meinem Wohnort nach …).
- Die Kinder zeichnen eine Karte ihres Bezirkes oder Bundeslandes, auf der ein Laufweg mit Kilometermarkierungen eingezeichnet ist. Den konkurrierenden Paaren, Gruppen oder Klassen ist jeweils ein Fähnchen zugeordnet, das sie Kilometer für Kilometer auf der Karte weiter setzen können, um den Fortschritt und den Vergleich sichtbar zu machen.
- Die Kinder erfinden einen eigenen Wettkampf, indem sie selber die Regeln aufstellen und Vorschriften festlegen.
- Für jeden gelaufenen Kilometer gibt es vom Sportlehrer ein Puzzleteil bis das Puzzle vollendet ist.

**Didaktische Hinweise**

- Die Kinder sollen die Gelegenheit haben, zu entscheiden, wie viele Kilometer sie in einer bestimmten Zeit laufen können bzw. in welches Land sie gerne laufen möchten.
- Der Sportlehrer sollte die Wünsche und Ideen der Kinder mit in das Projekt integrieren.

#### b) „Laufend etwas bewegen"

**Erklärung**

Die Kinder laufen für eine gute Sache und helfen anderen Menschen durch ihre sportliche Leistung (z. B. Laufen für einen Schulkoffer in einem afrikanischen Dorf). Für jeden gelaufenen Kilometer suchen die Kinder Sponsoren (z. B. Familie, Nachbarn, Freunde, Firmen).

### c) Minimarathon

**Erklärung**

Die Kinder nehmen an einem Minimarathon (4,2195 km) teil oder führen einen Staffellauf durch. Dazu teilen sich die Kinder eine Marathonstrecke und laufen in Staffelform (z. B. 42 laufen 42 Kilometer). Auch andere Strecken können auf diese Weise bewältigt werden.

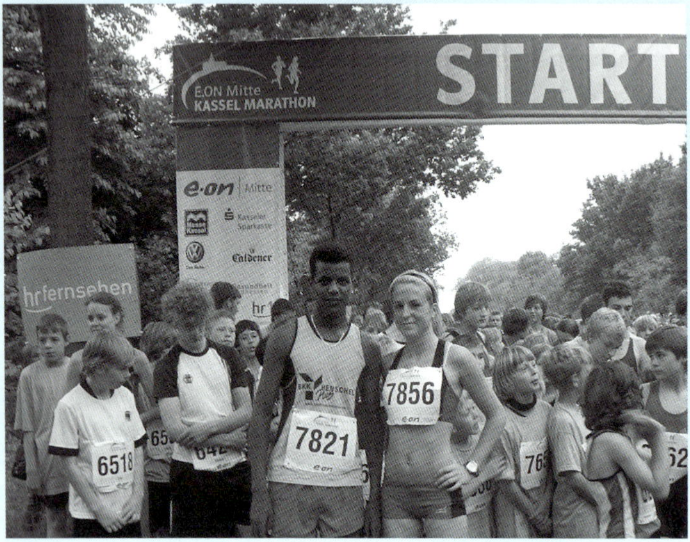


### d) Rekordjagd

**Erklärung**

Die Kinder bilden eine Gruppe von mehreren Läufern, die zusammen versuchen, einen bestehenden Laufrekord zu verbessern (z. B. 3000-Meter-Lauf, 5000-Meter-Lauf). Sie sollen selber bestimmen, wie viele Läufer, wie lange und wie oft eingesetzt werden.

**Variationen**

- Diese Übungsform kann in Verbindung mit einer Großveranstaltung, im Hinblick auf einen Minimarathon, zu einem richtigen Erlebnis werden (z. B. Wir verbessern den Streckenrekord!).
- Die Gruppen bzw. Klassen können auf diesem Weg eigene Rekorde aufstellen, um diese in der Zukunft als Norm zu setzen.

**Didaktische Hinweise**

- Auf diesem Weg können die Kinder erfahren, was es heißt, solch eine Bestleistung aufzustellen und wie schnell die Rekordhalter laufen, um diese zu erreichen.

**Didaktische Hinweise**

- Anhand der Verbesserung eigener Gruppen- oder Klassenrekorde kann der Sportlehrer den Fortschritt im Ausdauertraining sehen.

### *e) Tag- und Nacht-Lauf*

**Erklärung**

Die Kinder bilden eine Gruppe und versuchen einen Rundkurs im Gelände oder eine normale Laufbahn einen ganzen Tag lang zu belegen. Rund um die Uhr läuft immer mindestens ein Kind. Die Kinder können auch gegen eine andere Klasse antreten und zählen wie viele Kilometer oder Runden sie in 24 Stunden laufen können.

**Didaktische Hinweise**

- Diese Übungsform lässt sich als Projekt in den Ferien oder an einem verlängerten Wochenende durchführen.
- Die Familien der Kinder sind aufgerufen, ihre Kinder voll und ganz zu unterstützen.

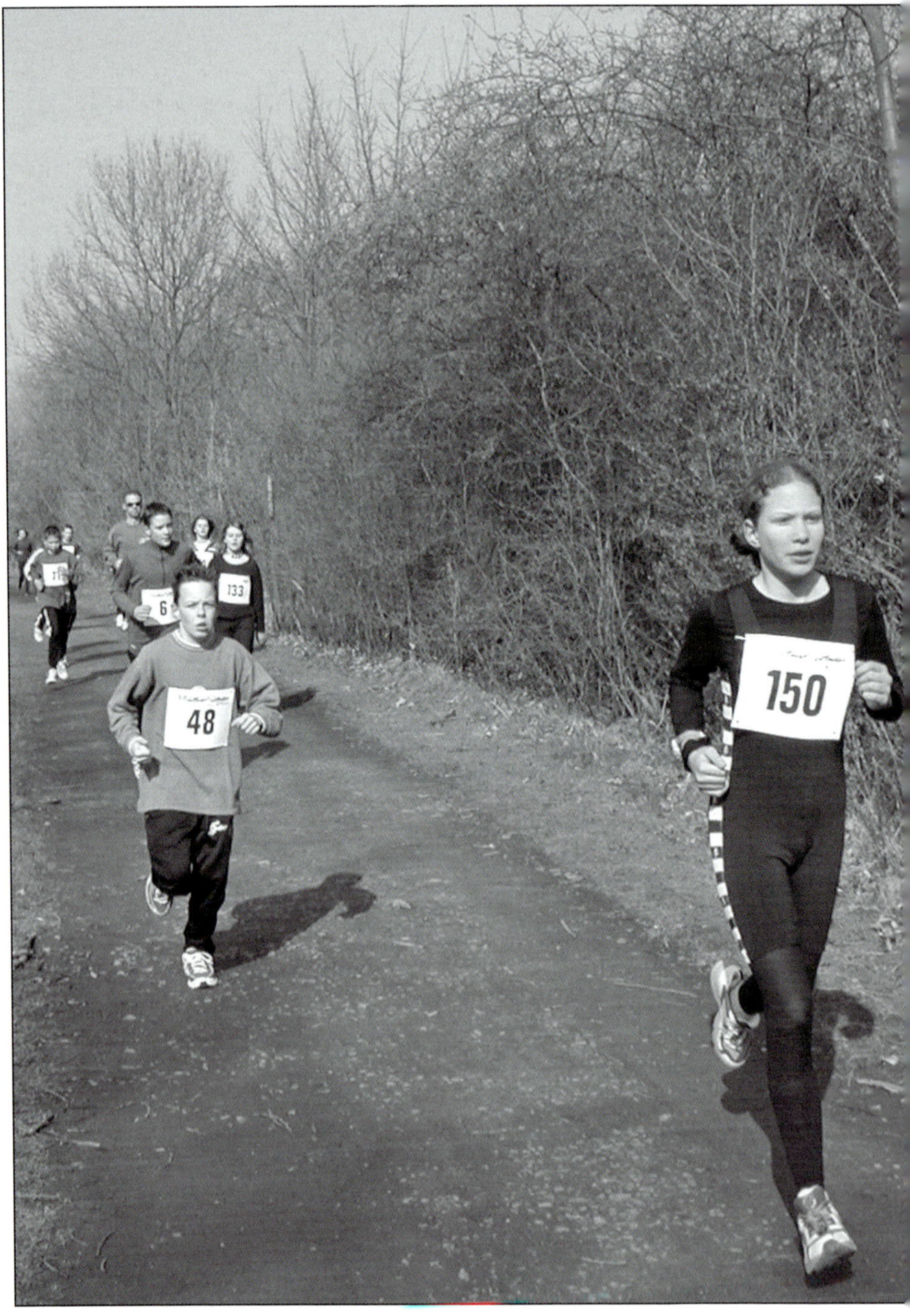

# Kapitel 9

# Entspannung nach der Ausdauereinheit

# 9 Entspannung nach der Ausdauereinheit

## *9.1 Didaktische und methodische Hinweise*

Gerade in der Verbindung mit schweißtreibenden Ausdauerbelastungen bilden Regenerations- und Entspannungsübungen das passende Pendant, um einen Ausgleich in der Sportstunde zu kreieren. Denn nach einer anstrengenden Ausdauereinheit ist das Bedürfnis nach Entspannung und Erholung besonders groß. Die Sensibilität und Konzentrationsfähigkeit ist in dieser Phase sehr hoch. Gezielte Maßnahmen der Entspannung sind gerade für Kinder sehr bedeutsam und sollten nach jeder intensiven Ausdauerbelastung nicht fehlen. Die ausgelenkten Funktionssysteme von Herz-Kreislauf und Atmung sowie der erhöhte Adrenalinspiegel müssen langsam auf das Ausgangsniveau zurückkehren.

**Zielstellung**

Für Schüler ist die Erholungsphase wohltuend. Sie weckt ein Gefühl der inneren Zufriedenheit und Ausgeglichenheit. Um dieses Wohlbefinden entstehen zu lassen, muss den Schülern nicht nur hinreichend Entspannungszeit eingeräumt werden, sondern der Sportlehrer muss mit aktiven oder passiven Übungsformen die Regeneration und Entspannung fördern.

Die aktiven Übungsformen unterstützen vor allem Wiederherstellungsprozesse und tragen zu einer schnelleren Regeneration der Kinder bei. Sie werden meist in spielerischer Form angeboten und bilden eine Alternative zum Auslaufen.

Die passiven Übungsformen wie das Vorlesen von Phantasiegeschichten rufen primär eine psychisch-mentale Entspannung bei den Kindern hervor. Inwieweit dies im Schulsport gelingt, hängt von der Bereitschaft und Fähigkeit der Kinder ab, ruhig auf einer Sportmatte zu liegen und den gesprochenen Worten aufmerksam zuzuhören. Günstige Bedingungen sind dann gegeben, wenn die Kinder ihren Bewegungsdrang vor Beginn der Entspannungsübung ausleben konnten.

Bewegung und Entspannung stehen bei Kindern in stärkerer Beziehung als bei Erwachsenen. Allerdings verstehen Kinder den Sinn solcher Entspannungsverfahren meist noch nicht. Diese müssen behutsam eingeführt werden. Insofern wären nach den ersten Ausdauereinheiten kürzere Entspannungsübungen mit spielerischem Charakter zu bevorzugen. Insbesondere bildhafte Darstellungen, die der Erlebniswelt des Kindes entstammen, tragen dazu bei, Entspannungsprozesse einzuleiten und positive Erfahrungen zu sammeln. Phantasiereisen und Geschichten, die beruhigende Bilder enthalten, wirken entspannend auf Körper und Geist.

Nachfolgend werden zunächst eher aktive Entspannungsformen und im Anschluss daran kurze Phantasiegeschichten zur passiven Entspannung vorgestellt.

## *9.2 Übungssammlung für den Entspannungsteil*

### *a) Gehen und Wortketten bilden*

**Erklärung**

Die Kinder gehen paarweise oder in Gruppen durch die Halle oder auf einer Freifläche und bilden lange Sätze, indem sie abwechselnd je ein Wort ergänzen.

**Variation**

- Das folgende Wort beginnt jeweils mit dem letzten (ersten) Buchstaben des zuvor genannten Wortes.

### *b) Mattenklatschen*

**Erklärung**

Eine große Weichbodenmatte wird senkrecht auf die Seite gestellt und 4 bis 5 Kinder stellen sich an eine Seite der Matte (z. B. mit dem Gesicht zur Matte, mit dem Rücken zur Matte, seitlich zur Matte oder im Handstand an die Matte):

- Arme zeigen senkrecht nach oben bzw. unten.
- Füße berühren die Matte.
- Kopf liegt mit der Hinterseite oder seitlich auf der Matte auf.
- Körperspannung aufbauen.

Wenn alle Kinder richtig an der Matte stehen, lässt der Sportlehrer die Matte umfallen. Die Kinder fallen auf die weiche Matte und verharren dort für 20 Sekunden.

**Variation**

- Die Kinder nehmen Anlauf und versuchen gemeinsam an der Matte anzukommen, um dann mit dieser umzufallen.

**Didaktische Hinweise**

- Der Sportlehrer muss darauf achten, dass wirklich alle Kinder richtig an der Matte stehen und ihre Körperspannung halten.
- Wenn die Kinder Anlauf nehmen, muss darauf hingewiesen werden, dass es nicht darum geht der Schnellste an der Matte zu sein, sondern dass alle Kinder gleichzeitig auf die Matte treffen.

### *c) Maschinenbau*

**Erklärung**

Die Kinder bauen eine zusammenhängende Figur, Statue oder Maschine, bei der jedes Kind eine bestimmte Maschinenbewegung ausführt und dazu ein passendes Geräusch macht (z.B. Dampfmaschine, Lokomotive, Auto).

### *d) Phantastische Massagen*

**Erklärung**

Zwei Kinder bilden ein Paar, eines legt sich mit dem Bauch auf eine Matte, das andere Kind kniet daneben. Der Sportlehrer erzählt eine kurze Geschichte, die durch die Kinder auf dem Rücken des liegenden Partners mit den Händen nachempfunden wird. Alternativ gibt er kleine Geräte (z. B. kleine Igelbälle) aus, mit denen eine stimulierende Wirkung auf dem Rücken der Kinder ausgelöst werden soll. Nach einiger Zeit werden die Rollen der Kinder getauscht.

**Variationen**

*Wechselhaftes Wetter:*
Verschiedene Wettersituationen werden auf dem Rücken oder anderen Körperteilen des liegenden Kindes durch den Partner nachempfunden (z. B. Sonnenschein, Regen, leichter Nieselregen bis starker Schlagregen, Hagel, Schnee, Gewitter, Blitze, Sturm).

*Pizza backen:*
Die verschiedenen Tätigkeiten während des Backens einer Pizza werden auf dem Rücken oder anderen Körperteilen des liegenden Kindes durch den Partner nachempfunden (z. B. Teig kneten, Teig ausrollen, mit verschiedenen Zutaten bestreichen und belegen, würzen, in den warmen Ofen schieben).

*Duschen:*
Die verschiedenen Tätigkeiten und Situationen während des Duschens werden auf dem Rücken oder anderen Körperteilen des liegenden Kindes durch den Partner nachempfunden (z. B. schwacher und starker Wasserstrahl, einseifen, rubbeln, abspülen, mit der Bürste kratzen, abtrocknen, eincremen).

*Igelballmassage:*
Mit dem Igelball, auch Noppenball genannt, werden verschiedene Bewegungen im Rücken-/Schulterbereich und auf anderen Körperteilen – wie den Extremitäten – des liegenden Kindes durch den Partner nachempfunden (z. B. kreisende Bewegungen, Zahlen, Figuren, Buchstaben, Tiere).

*Geheimschrift:*
Mit der Hand oder dem ganzen Arm werden Wörter oder Wortgruppen auf den Rücken des liegenden Kindes geschrieben. Dieses muss dann erraten, was der Partner geschrieben hat (z. B. Buchstaben, Wörter, Zahlen, Rechenaufgaben, Symbole).

*Picasso:*
Mit der Hand oder mit Gegenständen wird ein Bild auf den Rücken des liegenden Kindes gemalt (z. B. ein großer Rahmen, ein See mit Bergen und Himmel, Wolken, Sonne, Wellen im See, Grashalme auf der Wiese, Vögel).

*Waschstraße:*
Die Kinder stehen sich paarweise in einer schmalen Gasse gegenüber und haben verschiedene Materialien in der Hand (z. B. Tücher, Schwämme, Seile, Igelbälle). Sie bilden eine Waschstraße. Ein Kind stellt ein Auto dar und fährt durch die Waschstraße. Es kann vorher die Intensität der Behandlung wählen (z. B. Schonwäsche, Unterbodenwäsche, Wachsen, Trocknen). Danach wird so lange gewechselt bis alle Schüler durch die Waschstraße gefahren sind. Das Kind, welches das Auto darstellt, kann auch auf einem Rollbrett durch die Waschstraße rollen.

**Didaktische Hinweise**

- Der Sportlehrer kann eine Auswertungsrunde anschließen. Beispielsweise kann darüber gesprochen werden, wie jedes Kind die phantastische Massage empfunden hat oder wie gut der Partner die Situationen nachgespielt hat.
- Der Sportlehrer kann vor Beginn der Entspannungsübung verschiedene Techniken vorstellen, die die Kinder zum Nachempfinden der verschiedenen Situationen ausprobieren können (z. B. mit den Fingerspitzen, mit der flachen Hand, mit den Fingerknöcheln, Klopfmassage, Streichmassage).
- Die Übungen müssen sich nicht auf eine Körperstelle beschränken. Je nach Empfinden der Kinder können phantastische Massagen an allen Körperstellen entspannende Wirkungen auslösen.

### *e) Luftballon*

**Erklärung**

Die Kinder stellen sich vor, sie wären ein Luftballon, der sich langsam aufbläst und von Atemzug zu Atemzug größer wird, bis er mit einem lauten Knall platzt. Sie richten sich dabei aus einer zusammengekauerten Haltung langsam auf, breiten ihre Hände aus und strecken die Füße bis sie zum Boden fallen und liegen bleiben.

Variationen

- Alle Kinder liegen zusammengekauert auf dem Boden und der Sportlehrer bläst sie durch seine geräuschvolle Ausatmung langsam auf. Die Kinder richten sich allmählich auf und werden immer größer. Wenn die Kinder ganz aufgeblasen sind, betasten sie mit großen Armbewegungen ihren Brustkorb.
- Durch einen Windstoß des Sportlehrers werden die Luftballons kreuz und quer im Raum bewegt. Um nicht zu zerplatzen, müssen alle einen großen Abstand voneinander wahren. Zum Ende des Spiels zerplatzen alle Ballons und die Kinder fallen zu Boden.

### *f) Blumenkinder*

Erklärung

Die Kinder stellen sich vor, sie würden einen Tag im Leben einer Blume verbringen. In der Nacht schlafen die Blumen. Sobald die Sonne aufgeht, erwachen sie und öffnen langsam ihre Blütenblätter. Tagsüber freuen sich die Blumen über die freundlichen Bienen und die Spaziergänger, die ihre Freude an den schönen Blütenblättern haben. Gegen Abend, wenn die Sonne langsam wieder untergeht, legen sich die Blumen wieder schlafen und schließen ihre Knospen.
Die Kinder liegen zuerst zusammengekauert auf dem Boden, um dann aufzuwachen, zu blinzeln, sich zu recken und zu strecken, langsam aufzustehen und die Arme zu öffnen. Sie führen einen Freudentanz auf und gegen Abend begeben sie sich wieder langsam in ihre schlafende Position.

### *g) Blindes Krabbeln*

Erklärung

Alle Kinder krabbeln mit geschlossenen Augen kreuz und quer durch den Raum. Es kommt darauf an, dass sie langsam und möglichst berührungsfrei krabbeln.

### *h) Schwankendes Boot*

Erklärung

Mehrere Kinder stehen nebeneinander im Vierfüßlerstand auf dem Boden. Ein anderes Kind legt sich mit dem Rücken quer über die Rücken der anderen und schließt die Augen. Eine Matte kann als Unterlage dienen. Die knienden Kinder schaukeln nun das Boot langsam hin und her. Wenn ein kleiner Sturm aufkommt, können die Bewegungen heftiger werden. Das Boot sollte jedoch sicher im Wasser liegen, was eine gewisse Koordination und Kooperation der Kinder verlangt.

**Variationen**

- Die Kinder liegen auf dem Bauch und bringen das auf ihnen liegende Kind zum Schaukeln.
- Alle Kinder liegen im Reißverschlussprinzip Kopf an Kopf auf dem Rücken und strecken die Arme nach oben. Ein Kind legt sich mit dem Rücken auf die ausgetreckten Arme (Förderband) und wird bis an das Ende transportiert. Dies wiederholt sich solange, bis alle Kinder transportiert worden sind.
- Alle Kinder liegen dicht zusammen auf dem Bauch und bilden ein Förderband. Ein Kind legt sich in gleicher Ausrichtung auf ein Ende des Bandes. Die dicht aneinander liegenden Kinder drehen sich nun gleichzeitig in eine Richtung und transportieren das darauf liegende Kind zum anderen Ende des Förderbandes.

**Didaktischer Hinweis**

- Beim Transport über das Förderband sollte der Sportlehrer darauf hinweisen, dass das zu transportierende Kind Körperspannung hält.

### *i) Bäumchen im Wind*

**Erklärung**

Alle Kinder stellen sich mit geschlossenen Augen in der Halle oder im Freien auf und die Füße bleiben fest am Boden. Sie stellen sich vor, sie wären ein Baum, der sich langsam im Wind hin und her bewegt. Bei aufkommendem Sturm werden die Bewegungen stärker und heftiger, aber die Kinder versuchen ihre Füße am Boden zu halten. Der Wind lässt langsam wieder nach und die Bäume kommen zur Ruhe.

### *j) Rüttelmaschine*

**Erklärung**

Alle Kinder liegen mit dem Rücken – entweder in der Halle oder im Freien – auf jeweils einer Matte oder einer anderen weichen Unterlage. Der Sportlehrer hat die Aufgabe, von Kind zu Kind zu gehen. Er hebt deren Beine an und rüttelt sie gefühlvoll nach allen Seiten, ähnlich wie bei Lockerungsübungen.

**Variation**

- Alle Kinder stehen mit dem Oberkörper in einer vorgebeugten Körperposition. Der Sportlehrer hebt beide Arme der Kinder an und rüttelt sie in alle Richtungen, ähnlich wie bei Lockerungsübungen.

**Didaktischer Hinweis**

- Der Sportlehrer muss die Kinder darauf hinweisen, dass sie sich komplett entspannen sollen, d. h. dass sie keine Muskeln in Armen und Beinen anspannen. Dies ist Voraussetzung, um den wohltuenden Effekt zu spüren.

### *k) Atemrutschbahn*

**Erklärung**

Alle Kinder legen sich auf den Rücken oder setzen sich entspannt auf eine weiche Unterlage. Eine Hand liegt auf dem Bauch. Die Kinder sollen nun mit Hilfe ihres Bauches die Ein- und Ausatmung erfühlen. Beim Einatmen stellen sich die Kinder vor, eine Treppe zu einer Rutsche hinauf zu steigen. Bei der Ausatmung sollen sie diese lange hinunterrutschen. Die Ausatmung bzw. das Rutschen kann mit einem vorher vereinbarten Geräusch kombiniert werden.

### *l) Alge*

**Erklärung**

Alle Kinder finden sich paarweise zusammen und jeweils ein Partner stellt sich mit weichen Knien und leicht geöffneten Beinen locker hin. Seine Augen sind geschlossen. Das andere Kind bewegt seinen „blinden" Partner, der eine Alge in der Meeresströmung darstellt, indem er ihn sanft in Schwingung versetzt. Die Alge pendelt diese passive Bewegung aus. Danach wechseln die Aufgaben.

**Variation**

- Der Partner berührt die Alge sanft an den Fingern und führt ihn durch den Raum, die Alge folgt ihm mit entsprechenden Bewegungen.

**Didaktische Hinweise**

- Mit ruhiger Musik kann der Sportlehrer die Vorstellungskraft der Kinder unterstützen.
- Der Sportlehrer sollte auf absolute Ruhe hinweisen.

### *m) Vertrauenskreis*

**Erklärung**

Die Kinder stehen in einem engen Innenstirnkreis und eines von ihnen steht in der Mitte. Dieses Kind macht sich ganz steif und lässt sich passiv im Innenstirnkreis hin und her bewegen. Nach etwa 30 s wird gewechselt. Ein anderes Kind kommt in die Mitte.

**Variationen**

- Die Kinder stehen in Gassenform auf einer Matte und fassen die Hände des gegenüberstehenden Partners. Ein Kind steht mit dem Rücken zu den anderen Kindern auf einer Erhöhung und lässt sich ganz steif bleibend in die gebildete Gasse fallen. Danach wird so oft gewechselt, bis jeder einmal an der Reihe war.
- Das Kind im Kreis oder auf der Erhöhung schließt die Augen.

**Variationen**

- Alle Kinder stehen im Kreis und fassen sich an den Händen. Jedes zweite Kind lehnt sich nach innen und die anderen nach außen. Auf ein Signal des Sportlehrers erfolgt die Bewegung in gegengleiche Richtung.

**Didaktische Hinweise**

- Der Vertrauenskreis kann auch aus nur drei Kindern bestehen, um den Partner hin und her zu pendeln. Optimal sind fünf bis sechs Kinder.
- Bei dieser Übungsform ist viel Disziplin nötig, damit die Kinder ihren Partnern vertrauen können. Der Sportlehrer muss deshalb gegenseitige Rücksichtnahme und Verantwortung einfordern.

### *n) Gordischer Knoten*

**Erklärung**

Alle Kinder stehen in einem kleinen Innenstirnkreis. Sie strecken ihre Hände in die Kreismitte und greifen nach zwei Händen verschiedener Spielteilnehmer. Durch Übersteigen und Unterwinden soll der Knoten aufgelöst werden, ohne die Hände voneinander zu lösen. Das Ziel ist es, dass am Ende alle Kinder mit Handfassung in einem Kreis stehen.

**Didaktischer Hinweis**

- Der Gordische Knoten kann nicht immer aufgelöst werden. Der Sportlehrer muss fortwährend die einzelnen Schritte der Kinder beobachten, um den Überblick nicht zu verlieren und um das Spiel zu einem erfolgreichen Ende zu führen.

### *o) Goofy*

**Erklärung**

Alle Kinder gehen „blind" kreuz und quer durch den Raum. Der Sportlehrer sucht heimlich einen Goofy aus, der die Augen öffnen darf. Wenn die „blinden" Kinder auf einen Mitspieler treffen, fragen sie ihn leise, ob er Goofy sei. Antwortet er nicht, müssen sie es beim Nächsten probieren. Antwortet er mit ja, dann dürfen sie ebenfalls die Augen öffnen und als Goofy umhergehen. Wenn alle als Goofies durch die Sporthalle laufen, ist das Spiel beendet.

**Didaktischer Hinweis**

- Der Sportlehrer sollte die Kinder auf absolute Ruhe hinweisen.

### *p) Wo läuft er?*

**Erklärung**

Alle Kinder schließen die Augen und ein Kind darf sich mit offenen Augen durch den Raum bewegen. Die anderen Kinder verfolgen den Mitspieler, indem sie mit dem Zeigefinger die Bewegungsrichtung verfolgen. Nachdem dieser stehen geblieben ist, dürfen die anderen Kinder die Augen auf machen, um zu sehen, ob sie mit ihrem Zeigefinger genau auf ihn zeigen.

**Variationen**

- Das Kind, das sich frei bewegen darf, kann auch durch den Sportlehrer heimlich ausgewählt werden. Dieses Kind sollte dann, wenn es stehen geblieben ist, die anderen rufen. Sie müssen dann erraten, wer es ist und wo dieser Jemand steht.
- Das Kind könnte, nachdem es stehen geblieben ist, auch noch eine beliebige Übung ausführen (z. B. Seilspringen, auf einem oder zwei Beinen hüpfen, Seitgalopp, Hampelmann), sodass die anderen zusätzlich erraten müssen welche Übungsform ausgeführt wird.

**Didaktischer Hinweis**

- Der Sportlehrer sollte die Kinder auf absolute Ruhe hinweisen.

### *q) Imaginäres Ballspiel*

**Erklärung**

Alle Kinder stehen in einem Innenstirnkreis und werfen sich einen imaginären Ball zu, dessen Form und Größe von jedem Kind individuell verändert werden kann.

### *r) Tonklumpen*

**Erklärung**

Die Kinder finden sich paarweise zusammen. Während der eine die Augen schließt, sucht sich der andere eine bestimmte Körperstellung aus. Das Kind soll nun mit geschlossenen Augen den Partner abtasten und sich dann genauso daneben stellen, ohne die Augen zu öffnen. Am Ende öffnen alle Kinder die Augen und die aus „Tonklumpen" entstandenen Statuen werden verglichen.

**Variationen**

- Die Kinder stellen sich paarweise gegenüber. Ein Kind führt langsame Bewegungen aus, die das andere Kind spiegelbildlich nachvollzieht.
- Beide Kinder stehen sich vor einer imaginären Glasscheibe gegenüber. Der eine macht bestimmte Putzbewegungen, die der andere spiegelbildlich mit ganz geringem Abstand nachvollzieht.

**Didaktischer Hinweis**

- Der Sportlehrer muss darauf achten, wie die Kinder mit ihren Partnern harmonieren. Ab einem bestimmten Alter ist es teilweise sinnvoll, nur gleichgeschlechtliche Paare zu bilden.

### *s) Roboterspiel*

**Erklärung**

Die Kinder finden sich paarweise zusammen. Während der eine die Bewegungen des anderen dirigiert, bewegt sich der andere nach den zuvor festgelegten Regeln:

**Erklärung**

- Auf den Rücken tippen = vorwärts gehen
- Auf die Brust tippen = rückwärts gehen
- Auf den Kopf tippen = bremsen
- Auf die rechte Schulter tippen = viertel Drehung nach rechts
- Auf die linke Schulter tippen = viertel Drehung nach links

**Variationen**

- *Schulterführung:*
  Der Partner legt die flachen Hände auf die Schultern des zu dirigierenden Vordermannes und bestimmt durch entsprechenden Druck die zu laufende Geschwindigkeit. Verstärkter Druck auf die linke Schulter bedeutet Rechtskurve und umgekehrt.

- *Maschine abstellen:*
  Das zu dirigierende Kind läuft selbstständig los und denkt sich einen Punkt am Körper aus, an dem es abgestellt werden kann. Der Partner versucht durch Antippen den Abstellknopf zu finden.

- *Boote im Nebel:*
  Das dirigierende Kind begleitet seinen „blinden" Partner zuerst durch Handfassung auf dem Weg durch den Raum. Nach einer Weile hilft er ihm nur noch durch taktile und/oder akustische Reize, um ohne Berührung durch die anderen „blinden" Boote hindurch zu kommen.

**Didaktische Hinweise**

- Um Missverständnisse auszuschließen, müssen die Kommandos bzw. Zeichen der Kinder mit den dazugehörigen Reaktionen vorher abgeklärt werden.
- Bei dieser Übungsform ist viel Disziplin nötig, damit die Kinder ihren Partnern vertrauen können. Der Sportlehrer muss deshalb gegenseitige Rücksichtnahme und Verantwortung einfordern.
- Bei jüngeren Kindern sollte die Anzahl der vereinbarten Bewegungen nicht zu hoch sein.

### *t) Giftflasche*

**Erklärung**

Alle Kinder bilden einen ganz engen Innenstirnkreis. Ein Kind steht im Kreis. Die außen stehenden Kinder fassen jeweils einen Zipfel des T-Shirts des in der Mitte stehenden Kindes an. Das in der Mitte stehende Kind denkt sich eine Geschichte aus, in der das Wort „Giftflasche" vorkommt. Wenn dieses Wort ausgesprochen wird, muss das erzählende Kind erst den Boden mit beiden Händen berühren, bevor es versucht jemanden zu fangen, während die anderen Kinder wegrennen. Das gefangene Kind muss die nächste Geschichte erzählen.

**Didaktische Hinweise**

- Das Erfinden von Geschichten fördert die Kreativität der Kinder und bildet den perfekten Abschluss einer Sportstunde.
- Der Sportlehrer muss gegebenenfalls Impulse zur Geschichtengestaltung einbringen. Viele Kinder bauen in dieser Situation ein gewisses Schamgefühl auf, das erst überwunden werden muss.
- Ab einer gewissen Gruppenstärke können die Kinder den Fuß auch auf den Mittelkreis der Halle stellen.

### *u) Sanfte Brise*

**Erklärung**

Die Kinder bilden zwei ungefähr gleich große Gruppen. Die eine Gruppe nimmt ein großes Schwungtuch in die Hände und stellt sich in einem Innenstirnkreis auf. Das Schwungtuch wird straff gezogen. Die Kinder der anderen Gruppe legen sich mit geschlossenen Augen jeweils auf eine Matte unter das Schwungtuch. Die Gruppe im Innenstirnkreis wedelt nun sanft mit dem Schwungtuch, sodass die darunter liegenden Kinder von einer sanften Brise erfrischt werden. Nach einiger Zeit wird gewechselt.

**Didaktische Hinweise**

- Um das Schwungtuch optimal zum Wedeln zu bringen, muss die Gruppengröße an die Größe des Tuches angepasst werden.
- Der Sportlehrer sollte auf absolute Ruhe hinweisen und darauf achten, dass die Kinder ruhige, sanfte Bewegungen vollführen, um die Entspannung der Kinder in der anderen Gruppe nicht zu stören.

### *v) Lauschen*

**Erklärung**

Alle Kinder legen sich im Kreis hin, wobei jeweils der Kopf auf dem Bauch eines anderen Kindes liegt. Mit den Ohren hört nun jeder auf die Bauchgeräusche des anderen.

**Variationen**

- Die Kinder legen sich so hin, dass sie gegenseitig ihren Herzschlag hören können.
- Alle Kinder stehen kreuz und quer verteilt im Raum und schließen auf ein Signal des Sportlehrers die Augen. Nach einer stillen Minute, die wiederum durch ein Signal beendet wird, dürfen die Kinder erzählen, was sie gehört haben (z. B. Atmung, Herzschlag, Husten, Flugzeug, Heizung, Vögel).

**Didaktische Hinweise**

- Der Sportlehrer sollte darauf hinweisen, dass für dieses Spiel absolute Ruhe notwendig ist.
- In einer kurzen Auswertungsrunde sollte besprochen werden wie den Kindern die Übungsform gefallen hat.

### *w) Wege vorstellen und danach gehen*

**Erklärung**

Alle Kinder ziehen die Sportschuhe aus, nehmen eine entspannende Position ein und schließen die Augen. Der Sportlehrer erzählt nun eine kleine Geschichte:

- Stell dir vor, du beginnst langsam zu gehen. Deine Füße tasten sich vorwärts. Du spürst hohes, weiches Gras. Jetzt kommst du auf einen steinigen Schotterweg, die Steine pieksen in deine Fußsohle und du beeilst dich um den Weg verlassen zu können. Du verlässt den Weg und kommst auf matschigen Waldboden, auf dem hin und wieder auch einige weiche Moosfelder liegen. Nach einer längeren Wanderung kommst du an einen Strand und spürst den warmen Sandboden unter deinen Füßen. Du gehst zum Wasser und spürst die kühle, erfrischende Nässe. Das Rauschen der Wellen versetzt dich in eine ruhige und entspannte Stimmung.

### *x) Phantastische Reisen*

**Erklärung**

Alle Kinder liegen mit geschlossenen Augen bequem auf einer weichen Unterlage. Der Sportlehrer liest eine altersgemäße Phantasiegeschichte vor. Vor der Geschichte sollte ein unveränderliches Ruheritual zur Einstimmung auf die Entspannungsübung vorgelesen werden.

**Variationen Ruherituale**

- Mach es dir bitte richtig gemütlich und bequem und schließe deine Augen. Deine Arme und Beine sind jetzt schwer, ganz angenehm schwer. Dein ganzer Körper ist wohlig schwer und du fühlst dich ganz ruhig. Du gehst tiefer in deine Ruhe, immer tiefer. Alle deine Gedanken, die dir noch durch den Kopf gehen, lässt du jetzt los. Sie fließen ab durch die Hände und durch die Füße hinein in den Boden und du spürst, wie du dabei immer ruhiger wirst. Alles in dir ist ganz ruhig. Beide Arme und Beine werden angenehm warm. Dein ganzer Körper ist kuschelig warm. Du genießt diese wohlige Wärme und während du dich über diese Wärme freust, spürst du immer mehr Ruhe. Alles in dir ist jetzt vollkommen ruhig und warm und ganz schwer. Du bist tief entspannt und gehst noch tiefer in deine Entspannung, immer tiefer, bis du schließlich ganz tief entspannt bist…
- Mach es dir bitte richtig gemütlich und bequem und schließe deine Augen. Du legst dich bequem hin, sodass du dich ganz wohl fühlst. Du sinkst tief in deine Unterlage hinein. Spüre, welche Körperteile ganz am Boden liegen. Sicher berührt dein Hinterkopf die Matte, spüre das vielleicht freie Stück am Nacken. Beide Schultern liegen tief auf der Unterlage und deine Ellenbogen und Arme fühlst du

schwer aufliegen. Auch Teile des Rückens sind am Boden, das Gesäß liegt locker auf und die Beine berühren breit am Ober- und Unterschenkel den Boden. Lass dich nun noch schwerer und tiefer nach unten sinken...

**Variationen Phantasie-geschichten**

*Der zauberhafte Wald:*
...Stell dir in Gedanken vor, dass du in einen zauberhaften Wald kommst. Der Boden ist von Moos bedeckt und federt deine Schritte weich ab. Es riecht nach Tannennadeln und würzigem Baumharz. Die Vögel sitzen auf den Bäumen und zwitschern. Auf den Baumkronen siehst du Eichhörnchen umher springen. Durch die Baumwipfel glitzert die Sonne und zeichnet auf dem Boden herrliche Muster. Du gehst durch den Wald und hörst deine Schritte kaum, so weich und angenehm ist das Moos unter deinen Füßen. Du siehst Farne und wunderschöne, seltene Blumen. Die Luft ist herrlich klar und angenehm kühl. Du fühlst dich ganz geborgen und wohl in deinem Wald. Du gehst weiter und kommst an einen glasklaren See. Das Wasser schimmert in den schönsten Farben. Und als du genauer hinsiehst, siehst du ganz exotisch aussehende Fische, die im Wasser in den kühnsten Farbtönen leuchten. Du gehst ein paar Schritte weiter und plötzlich stehst du auf einer zauberhaften Lichtung. Die Sonne wärmt das weiche Gras, das dort wächst und du verspürst auf einmal eine große Lust, dich hinzulegen und im Halbschatten ein wenig auszuruhen. Du legst dich in das kuschelige, duftende Gras. Über dir siehst du die rauschenden Baumwipfel und am Himmel ziehen langsam kleine Wölkchen vorüber. Du spürst, dass du ganz schwer und ruhig wirst. Es ist nicht zu warm und nicht zu kalt, dein Herz schlägt ganz ruhig und dein Atem geht angenehm gleichmäßig. Genieße die Ruhe und Stille für eine Weile. Auf einmal ist dir so, als würde dich jemand ganz sachte und vorsichtig antippen. Verwundert wendest du deinen Kopf und du kannst es kaum glauben, was du da vor dir siehst, eine kleine Fee in einem Blütenkleidchen. Sie fragt dich ganz leise: „Du liegst hier so schön ruhig und friedlich und ich dachte, es würde dir vielleicht gefallen, wenn du dir ein Tier aussuchen darfst, in das du dich für kurze Zeit verwandeln kannst. Hast du Lust?“ Bevor du dich weiter wundern kannst, sagst du ihr auch schon dein Lieblingstier. Was möchtest du gerne sein? Ein Fisch? Ein Vogel? Ein Reh? Eine Ameise? Ein Dinosaurier? Oder vielleicht ein ganz anderes Tier? Wenn du willst, verwandelt dich die Fee jetzt in dein Lieblingstier. Stell dir vor, wie du aussiehst. Was für Hände und Füße hast du? Was für Beine? Wie fühlt sich deine Haut an? Hast du viele Haare am Körper? Was kannst du gut? Wo lebst du? Wen triffst du dort? Was erlebst du? Du hast jetzt Zeit, dich ganz auf deine Abenteuer zu konzentrieren. Wenn du keine Lust mehr hast, verwandelt dich die Fee wieder zurück [...]. „Langsam

wird es Zeit." Sagt die kleine Fee und plötzlich liegst du wieder als du selbst auf der Lichtung mit dem weichen Gras. Verabschiede dich langsam von deiner Lichtung. Nimm Abschied von deinem zauberhaften Wald und kehre hier her zurück. Spüre, wie du schwer auf deiner Matte aufliegst. Spüre, dass dein Herz und dein Atem ruhig und gleichmäßig gehen. Du bist ganz entspannt und gelöst. Dir ist kuschelig warm. Bewege nun deine Zehen und Finger und atme tief durch. Recke und strecke dich und öffne dann deine Augen.

*Die Winterlandschaft:*
...Stell dir vor, du befindest dich mitten in einer Winterlandschaft. Du siehst mit Schnee bedeckte Felder, Hügel und Wälder vor dir. Es ist viel Schnee gefallen. Die blasse Wintersonne lässt die Schneekristalle wie Diamanten glitzern und funkeln. Du betrachtest alles genau und genießt die ruhige, friedliche Landschaft. Nun wirbelt ein Windstoß den Schnee auf, nimmt ihn mit und trägt ihn zu dir. Du spürst, wie die Kristalle in deinem Gesicht schmelzen, auf deiner Stirn, auf den Wangen, auf der Nase und auf den Lippen. Du bist froh, dass du so schöne warme Kleidung trägst, denn es ist kalt hier draußen. Eine dicke Jacke mit Kapuze schützt deinen Oberkörper und deinen Kopf vor der Kälte, eine warme Hose deine Beine. Und an den Füßen trägst du schwere, aber bequeme Stiefel. So schön warm eingepackt, kann dir das Winterwetter nichts anhaben. Du läufst los. Dabei stellst du fest, dass es gar nicht so einfach ist, in dem tiefen Schnee und mit den schweren Stiefeln vorwärts zu kommen. Bei jedem Schritt knirscht der Schnee unter deinen Sohlen. Du lässt deinen Blick am Horizont entlang wandern über die wunderschöne Winterlandschaft, über der die Sonne schon tief steht. Dann kehrt dein Blick langsam zu dem Stück Weg zurück, das vor dir liegt. Da entdeckst du Spuren im Schnee – Tierspuren. Solche Abdrücke hast du doch schon mal gesehen, erinnere dich. Mit deinen Augen verfolgst du die Spuren bis an den Waldrand. Dort stehen die beiden Tiere, von denen die Fährten stammen. Einen Augenblick lang blicken die scheuen Tiere in deine Richtung. Sie schauen dich an und laufen dann flink und elegant in den Wald. Du freust dich, dass du sie – wenn auch nur kurz – gesehen hast. In der Hoffnung, sie noch einmal wieder zu sehen, folgst du ihrer Spur bis du dich nun auch im Wald befindest. Du bewunderst die reifbedeckten Bäume, die so schön im Sonnenlicht leuchten. Sie sehen aus wie mit Zuckerguss überzogen. Plötzlich bemerkst du, dass du die Tierspuren verloren hast. Aber dort in der Mitte des Waldes, gar nicht so weit weg, siehst du ein Häuschen. Gehe ruhig näher heran. Du entdeckst, dass es eine Blockhütte ist, aus deren Schornstein Rauch aufsteigt. Deine Füße sind durch die Wanderung müde geworden und fühlen sich schwer an. Wenn du möchtest, kannst du ruhig in die Hütte

**Variationen Phantasie-geschichten**

eintreten und dich aufwärmen und erholen. Es riecht nach Tanne, nach Harz und ein bisschen nach Rauch. Dir fällt gleich der Kamin auf, in dem ein Feuer brennt, das behagliche Wärme ausstrahlt. Daneben steht ein großer, bequemer Schaukelstuhl. Er scheint dir zu sagen: „Komm doch her und setz dich auf mich. So kannst du dich am besten ausruhen." Sehr gern nimmst du die Einladung an und machst es dir gemütlich. Du schaukelst sanft hin und her, genießt die wohlige Wärme und schaust in den Kamin. Das Feuer knistert vor sich hin, manchmal steigen Funken in den Schornstein. Die Flammen flackern mal hoch, dann siehst du wieder nur die Glut. Während du so gemütlich hin und her schaukelst, die Wärme des Feuers bis in die Zehenspitzen spürst und in den Kamin blickst, fühlst du dich ganz entspannt. Du schaust fasziniert in die gelben, orangen und roten Flammen. Ganz entspannt lässt du das Feuer auf dich wirken. Es kommt dir vor, als ob du etwas in den Flammen erkennen kannst. Was könnte es sein? Ein Gesicht? Ein Tier? Ein bestimmter Ort? Du hast jetzt Zeit herauszufinden, was dir das Feuer im Kamin zeigen will […]. Verabschiede dich nun vom Kaminfeuer und komme zurück in diesen Raum. Spüre, wie du schwer auf deiner Matte aufliegst. Spüre, dass dein Herz und dein Atem ruhig und gleichmäßig gehen. Du bist entspannt und gelöst. Dir ist kuschelig warm. Bewege nun deine Zehen und Finger und atme tief durch. Recke und strecke dich und öffne dann deine Augen.

*Die Ballonreise:*

…Stell dir vor, du stehst auf einer großen, weiten Wiese und der Wind weht sachte durch das Gras. Es riecht ein wenig nach frischem Heu und du spürst das weiche, warme Gras unter deinen Füßen. Die Vögel zwitschern und über dir erstreckt sich der weite, blaue Himmel. Nur ein paar kleine, weiße Wölkchen ziehen langsam vorüber. In der Ferne siehst du einen großen Heißluftballon auf der Wiese ankern. Seine leuchtend bunte Seide bläht sich leicht in der Brise. Du gehst langsam zu ihm hin und steigst ein. In der Gondel liegen weiche, warme Kissen und Decken. Du machst es dir darin kuschelig bequem. Dir ist schön warm und du bist ganz schwer und entspannt. Die Taue werden gelöst und langsam hebt der Ballon vom Boden ab. Ganz sachte schwebst du nach oben, immer höher und höher. Du spürst die Luft, die vorüberrauscht. Es ist ganz still hier oben, nur die Vögel sind zu hören. Du spürst deinen Atem ganz ruhig und gleichmäßig. Du liegst wohlig weich und warm in der Gondel und lässt dich einfach nur treiben. Der Ballon steigt höher und höher und die Wiese wird immer kleiner. Du siehst von oben die gelben Rapsfelder, grüne Weiden mit Tieren darauf und frisch gepflügte Äcker. Dazwischen schlängelt sich ein glitzernder Fluss. Wälder, Wiesen, Dörfer und Berge erstrecken sich bis zum Horizont. Während du ruhig und entspannt in deiner Gondel liegst, genießt du den schönen Ausblick und lässt dich einfach nur treiben. Vor dir erheben sich breite, hohe Berge. Du schwebst auf sie zu und kommst ganz nahe an ihnen vorbei. Du erkennst schroffe Felsabhänge, von denen sich kleine Wasserfälle in die Tiefe stürzen. Du siehst sanfte, grüne Hänge und in einer Kuhle siehst du noch einen Rest Schnee glitzern. Du riechst die frische Bergluft. Ganz ruhig ist es hier oben, nur das sanfte Rauschen der Luft begleitet dich. Du schwebst und fühlst dich leicht […]. Es wird Abend und die Dämmerung zieht herauf. Du suchst dir eine Stelle zum Landen und schwebst langsam und sachte nach unten. Sanft setzt du am Boden auf und deine Gedanken wandern wieder zurück in diesen Raum und du spürst wie dein Körper schwer am Boden liegt und du fühlst dich entspannt und gelöst. Dir ist kuschelig warm. Bewege nun deine Zehen und Finger und atme tief durch. Recke und strecke dich und öffne dann deine Augen.

*Am Strand:*

…Stell dir einen wunderschönen Strand vor. Es ist ein herrlicher Sommertag. Du stehst am Strand und schaust auf die Wellen, wie sie kommen und gehen, kommen und gehen, ganz selbstverständlich und gleichmäßig. Beobachte nun die Sonne. Sie wandert langsam tiefer. Es ist nun genau eine Stunde vor Sonnenuntergang. Der Himmel leuchtet in tiefem Blau, der Strand glitzert weiß im warmen Licht und die Sonne strahlt in tiefem Gelb. Du spürst wie die Sonnenstrahlen dein Gesicht erwärmen. Du gehst barfuß am Strand spazieren. Kannst du den festen, feuchten Sand unter deinen Füßen spüren? Kühl spült das Wasser um deine Füße. Das Wasser ist angenehm erfrischend. Du hörst das Rauschen der Wellen. Du riechst das Salz des Meeres, du schmeckst es auf deinen Lippen. Du spürst die feinen, salzigen Wassertröpfchen und du gehst und gehst immer weiter am Wasser entlang. Auf einer kleinen Düne setzt du dich in den Sand. Das Meer ist wie ein silberner Spiegel. Ein Meer von weißem Licht. Und langsam siehst du, wie sich die Farben ändern. Rote und violette Flecken, der Horizont wird purpurrot und die Sonne beginnt zu sinken. Tiefer und tiefer sinkt sie hinab und tiefer und tiefer wird die Ruhe in dir. Der Himmel wird jetzt glutrot, goldfarben, bernsteinfarben. Allmählich wirst du eingehüllt in das dunkle Blau der Nacht. Du schaust nach oben auf den Nachthimmel. Der Himmel ist so klar und du siehst all die Sterne. Langsam werden es immer mehr. Sie funkeln wie kleine Diamanten und du atmest die kühle, saubere Nachtluft tief ein. Mit jedem Atemzug wirst du sicherer, glücklicher und zufriedener. Genieße dieses Gefühl nichts zu tun und nur zu fühlen wie schön alles um dich herum ist […]. Nimm nun Abschied vom Meer, vom Strand und vom Sternenhimmel und komme zurück in diesen

Variationen Phantasiegeschichten

Raum. Spüre die weiche Unterlage unter dir. Spüre wie du mit deinem ganzen Gewicht auf der Unterlage aufruhst. Deine Arme und Beine sind schwer, angenehm schwer. Dein Atem geht ruhig und gleichmäßig. Deine Arme und Beine sind warm, angenehm warm. Du bist ruhig und entspannt und fühlst dich wohl. Genieße dieses angenehme Gefühl noch für eine Weile und präge es dir genau ein [...]. Bewege nun deine Zehen und Finger und atme tief durch. Recke und strecke dich und öffne dann deine Augen.

*Das Boot:*
...Stell dir vor, du stehst frühmorgens an einem wunderschönen Meeresstrand. Dein Blick schweift weit über das glitzernde Wasser. Du hörst das sanfte Rauschen der Wellen und atmest den Duft des Meeres tief in dich hinein. Unter deinen Füßen fühlst du den weichen, kühlen Sand. Vor dir, im seichten Wasser schaukelt sanft ein kleines Boot. Es wartet auf dich. Du läufst langsam durch das kühle, angenehme Nass und steigst in das Boot. Weiche Decken liegen darin ausgebreitet und du kuschelst dich gemütlich hinein. Tief entspannt liegst du jetzt in diesem Boot. Du hörst wie die Wellen leicht dagegen schlagen und du spürst, wie das Boot sanft im Wasser schaukelt. Du riechst den Duft des Holzes. Dein Boot schwimmt jetzt auf dem Meer und du lässt dich einfach treiben, wohin das Boot auch schwimmt. Langsam spürst du wie es heller um dich herum wird. Die Sonne geht auf und du fühlst ihre warmen Strahlen, die in dein Gesicht fallen. Ein sanfter, kühler Windhauch streift zärtlich über dich hinweg. Fische springen kurz aus dem Wasser und tauchen wieder ein. In der Ferne hörst du Möwen rufen. Die Luft riecht nach Sonne und nach Salzwasser, nach frischem Sommermorgen, nach Wärme und nach Ferien. Du atmest diese Luft tief ein und spürst wie angenehm sie ist. Du fühlst dich rundum wohl und zufrieden. Du genießt es nichts zu tun und nur zu fühlen, wie schön alles um dich herum ist [...]. Dein Boot setzt sanft am Strand auf. Du steigst langsam wieder aus und schaust noch ein letztes Mal zurück. Komme nun langsam wieder zurück. Fühle wie dein Körper den Boden berührt. Atme tief durch. Bewege deine Finger und deine Zehen. Recke und strecke dich und öffne langsam die Augen.

*Ein wunderschöner Traum:*
...Stell dir vor, du stehst am Strand, im weißen Sand. Die Sonne scheint, der Himmel ist wolkenlos. Du schaust hinaus auf das weite blaue Meer. Lass uns nun das Festland verlassen und eintauchen in die unendlichen Weiten des Meeres. Sei unbesorgt, unter Wasser kannst du atmen wie an Land. Denn das ist unsere Reise. Hier ist alles möglich. Kannst du das warme Wasser spüren, wie es deine Knöchel umfließt? Lass uns

**Variationen Phantasiegeschichten**

tiefer gehen, du brauchst keine Angst zu haben, jemand ist bei dir. Was erblickst du, wenn du dich umsiehst? Kannst du diese wunderschöne Korallenlandschaft erkennen, mit den kleinen, bunten Fischen? Die Sonne sieht von hier unten ganz anders aus. Wie aus einer anderen Welt. Das Wasser ist warm, angenehm warm. Du fühlst dich wohl und entspannt. Ein Delphin schwimmt über dich hinweg. Er hebt sich elegant aus dem Wasser in die Luft und taucht Sekunden später wieder ein. Mit einer Erhabenheit, als wäre er so leicht wie eine Feder. Unter Wasser fühlst du dich frei, erfüllt und glücklich. Die Probleme des Alltags finden hier keine Beachtung. Hier auf dem Grund des Meeres. Lass dir Zeit, die Geheimnisse der Unterwasserwelt zu erkunden [...]. Und doch weißt du, dass du nicht bleiben kannst. Denn langsam kehrst du zurück in diesen Raum. Allmählich tauchst du aus den Tiefen des Meeres auf und öffnest die Augen. Du fühlst die Wärme und Schwere. Die Realität hat dich nun wieder. Fühle wie dein Körper die Unterlage berührt. Atme tief durch. Bewege deine Finger und deine Zehen. Recke und strecke dich und öffne langsam die Augen.

**Didaktische Hinweise**

- Der Sportlehrer sollte eine innere Überzeugung und ein gewisses Maß an Erfahrung mit solchen Entspannungsübungen besitzen.
- Das unveränderliche Ruheritual bildet den Anfang jeder Phantasiegeschichte und die Kinder verbinden damit eine gewisse immer wiederkehrende Struktur.
- Vor der Entspannungseinheit sollte der Sportlehrer die Phantasiegeschichte ein paar Mal für sich lesen, um Vorstellungspausen für die Kinder richtig einsetzen zu können.
- Der Sportlehrer sollte seinen Sprachrhythmus und seine Betonung in den unterschiedlichen Textstellen an die Situation in der Geschichte anpassen. Zusätzlich ist es wichtig, dass er nicht zwischen Einzahl und Mehrzahl springt. Die Anrede der Kinder sollte während der Entspannung immer gleich bleiben.
- Beim Zurückholen ist es wichtig, dass der Sportlehrer seine Stimmlautstärke dem Sinn dieser Phase – dem Wachwerden – anpasst.
- Nach den phantastischen Reisen ist eine kurze Feedback-Runde angebracht, in der alle Kinder reflektieren, wie sie sich während der Entspannung gefühlt haben.
- Zusätzlich kann passende Musik die Vorstellung der Kinder anregen.

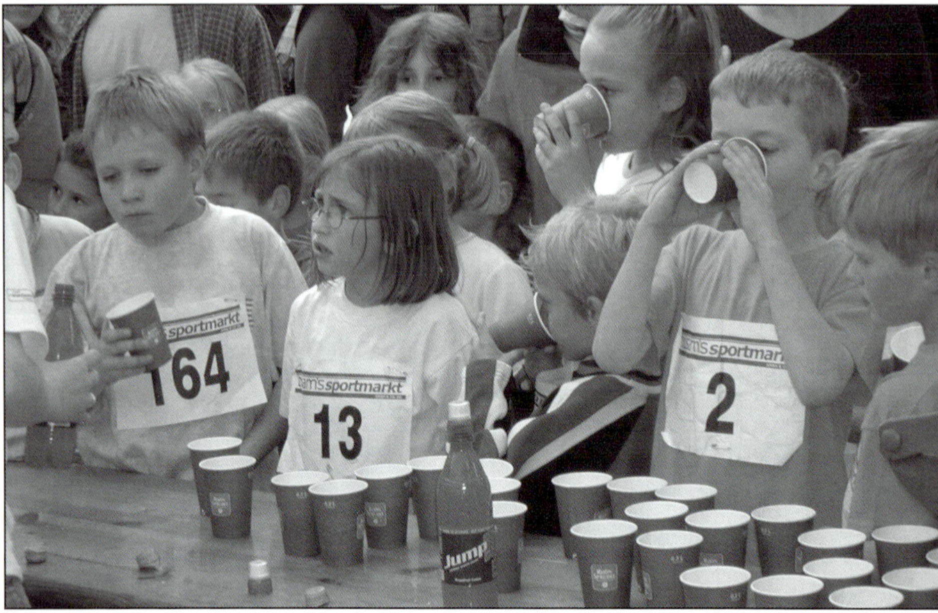
sportmarkt
164
sportmarkt
13
sportmarkt
2
Jump

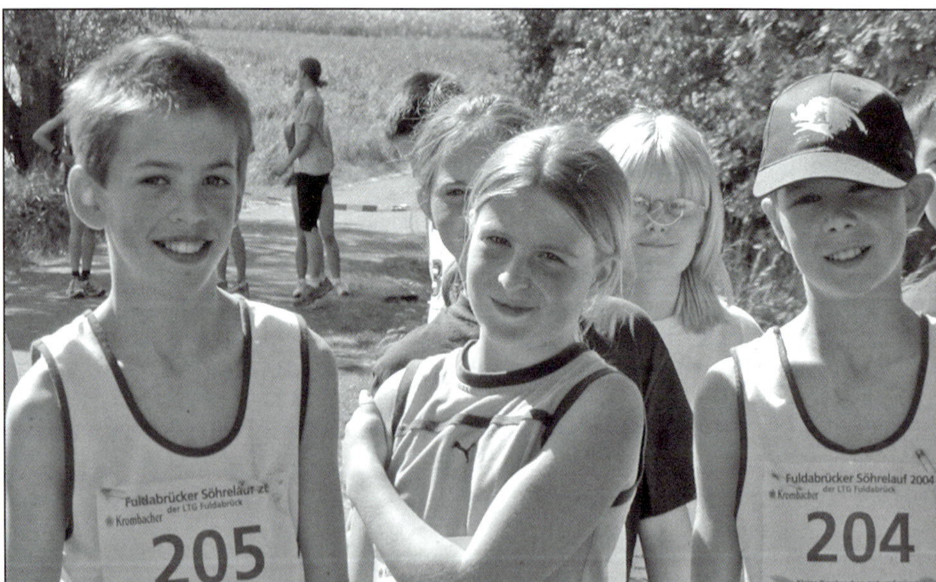
Krombacher
205
Fuldabrücker Söhrelauf 2004
der LTG Fuldabrück
Krombacher
204

Kapitel 10

# Einsatz der Herzfrequenzmessung im Schulsportunterricht

## 10 Einsatz der Herzfrequenzmessung im Schulsportunterricht

Die Pulsmessung hat im Sportunterricht Tradition. Meist wird das *palpatorische Messen* nach intensiven Belastungen am Handgelenk oder der Halsschlagader bevorzugt. Die Messdauer beträgt 10 s oder 15 s. Die Schüler errechnen anschließend den Minutenpulswert. Dieser wird dann als *Belastungspuls* interpretiert. Erfolgen weitere Messungen nach einer, zwei oder drei Minuten, dann wird der *Erholungspulswert* bestimmt. Die Differenz zwischen Belastungspuls und Erholungspuls sagt etwas zur Erholungsfähigkeit aus. Bei starkem Pulsabfall (Differenz größer 50 Schläge/min nach einer Minute) – vorausgesetzt die Handmessung war korrekt – hat der Schüler wahrscheinlich eine gute Ausdauerleistungsfähigkeit. Vergleiche bei der Bestimmung des Belastungspulses mit einem Herzfrequenzmessgerät haben ergeben, dass beim palpatorischen Messen Abweichungen von 15 bis 20 Schläge/min keine Seltenheit sind. Die Differenzen sind um so höher, je mehr Zeit die Schüler benötigen, um den Puls korrekt zu ertasten und je besser die Erholungsfähigkeit des Schülers ist. In der ersten Erholungsminute sinkt der Puls bei Ausdauertrainierten schnell ab.

**Palpatorisches Messen**

Im Leistungs- und Fitnesssport hat sich der Einsatz von *Herzfrequenzmessgeräten* durchgesetzt. Der Vorteil ist die kontinuierliche Puls- bzw. Herzfrequenzanzeige auf dem Display der Pulsuhr. Auch für den Schulsport bietet sich die Herzfrequenzmessung an. Mit einer gezielten Instruktion durch den Sportlehrer ist die Funktionsweise der Messgeräte für Schüler rasch zu erfassen. Im Sportunterricht können die Schüler die Änderungen des Pulsverhaltens während der körperlichen Belastung oder während der Erholungsphase unmittelbar verfolgen. Werden die Pulswerte bei definierten Aufgabenstellungen systematisch erfasst, dann wird die Beanspruchung der einzelnen Schüler für den Lehrer transparent. Mit dieser Information kann der Sportunterricht differenzierter gestaltet werden, d. h. die individuellen Leistungsvoraussetzungen können in der Aufgabenstellung stärker berücksichtigt werden. Über- oder auch Unterforderungen sind vermeidbar.

**Herzfrequenzmessgeräte**

Im Folgenden werden die Möglichkeiten des Einsatzes der Herzfrequenzmessung im Schulsportunterricht aufgezeigt. Insbesondere werden die Unterrichtserfahrungen von Dr. Andreas Günther (Institut für Sportwissenschaft, Universität Halle) berücksichtigt. Am Ende des Kapitels wird ein Erfahrungsbericht zum Unterrichtsprojekt *„30 Minuten Laufen ohne Eile"* vorgestellt, um den konkreten praxisbezogenen Einsatz der Herzfrequenzmessung in einem Ausdauercurriculum über 6 Wochen zu veranschaulichen.

### *10.1 Herzfrequenzmessung bei definierten Ausdaueraufgaben*

Mit der Anwendung von Herzfrequenzmessgeräten im Schulsportunterricht sind bestimmte Zielstellungen verbunden. *Die Schülerinnen und Schüler sollen:*

**Zielsetzung**

- Erfahrungen im Umgang mit Herzfrequenzmessgeräten sammeln.
- Reaktionen ihres Herz-Kreislauf-Systems auf unterschiedliche Belastungsreize kennen und deuten lernen.
- Die Herzfrequenzwerte als Biofeedback nutzen und in Beziehung zu ihrem subjektiven Beanspruchungsempfinden stellen.
- Die Beanspruchung bei unterschiedlichen sportlichen Aktivitäten einschätzen können.
- Die Herzfrequenz als methodische Steuergröße der körperlichen Belastung gezielt einsetzen können.
- Leistungsveränderungen über das Herzfrequenzverhalten erkennen.
- Freude bei unterschiedlichen Ausdaueraktivitäten empfinden und von der Anstrengung abgelenkt werden.

**Materielle Voraussetzungen**

**Materielle Voraussetzungen**

Für mindestens die Hälfte der Schüler sollten Herzfrequenzmessgeräte mit codierten Brustsendern zur Verfügung stehen. Mit dem codierten Brustgurt werden Überlagerungen der Messwerte vermieden. Stehen diese nicht zur Verfügung, dann sollten die Schüler während der gesamten Aktivitäten stets einen Abstand von mindestens 2 m zueinander einhalten. Für die einzelnen Unterrichtsstunden wären Arbeitsblätter und Protokollbögen für jeden teilnehmenden Schüler vorzubereiten, um ein sinnvolles Arbeiten in Kleingruppen zu initiieren.

**Einsatz der Herzfrequenzmessung**

**Einsatz des Herzfrequenzmessgerätes**

Nach einer kurzen Einführung zum Sinn und den Zielen der Herzfrequenzmessung bei Ausdaueraktivitäten werden die Messgeräte an die Schüler verteilt und Instruktionen zur korrekten Nutzung gegeben. Um eine optimale Signalübertragung zu gewährleisten, muss der Brustsender eng am Oberkörper anliegen. Nach dem Anlegen des Brustgurtes wird die Herzfrequenzuhr gestartet. Kommt keine Signalübertragung zwischen Sender und Empfänger zustande, muss die Ursache gesucht werden. Bei einigen Brustsendern hilft eine Befeuchtung der Elektroden, um das Signal besser zu übertragen. Haben alle Schüler einen guten Empfang, kann mit der Durchführung der Ausdauerstunde begonnen werden. Nachfolgend werden mögliche Inhalte einer Ausdauerstunde mit Pulsmessung vorgestellt.

### *Ausdaueraufgaben mit Herzfrequenzmessung*

#### *Herzfrequenz beim Walking oder langsamen Laufen*

**Walking oder langsames Laufen**

*Variante 1:* Zu Beginn und am Ende einer Unterrichtseinheit ist die Bestimmung der Herzfrequenz bei leichter körperlicher Aktivität unter standardisierten Bedingungen empfehlenswert. Hierzu bietet sich das Walking oder bei gut konditionierten Schülergruppen der langsame Dauerlauf an. Die Zeitdauer der Messung sollte mindestens 5 min und maximal 10 min betragen. Alle Schüler walken oder laufen mit gleicher Geschwindigkeit. Dazu ist ein Rundkurs in der Halle oder auf dem Sportplatz abzustecken. Damit auch alle Schüler im gleichen Tempo gehen oder laufen, ist eine Lauftabelle mit Zeitvorgaben für alle 50 m bzw. 100 m vorzubereiten. Der Rundkurs sollte mit Hütchen im Abstand von 50 m markiert werden. Die Schüler stellen sich einzeln oder partnerweise an die Hütchen. Der Start erfolgt gemeinsam. Da alle die gleiche Geschwindigkeit gehen oder laufen, kann kein Schüler überholt werden. Wird in Kleingruppen (paarweise) gearbeitet, können die nicht aktiven Schüler das Einhalten der Geschwindigkeit kontrollieren und die Herzfrequenz nach jeder Runde und vor allem am Ende der Aktivität protokollieren. Zusätzlich sollte die Erholungsherzfrequenz nach einer, zwei und drei Minuten erfasst sowie das subjektive Belastungsempfinden am Ende der Aktivität eingeschätzt werden. Hierzu eignet sich eine 5-stufige Skala (1= sehr leicht, 2= leicht, 3= mittel, 4= schwer, 5= sehr schwer) oder die BORG-Skala (Borg, 2004). Diese Informationen sind für Schüler und Lehrkraft von hoher Bedeutung, da sie bei der Interpretation der Ergebnisse zahlreiche Rückschlüsse ermöglichen.

| | |
|---|---|
| **6** | Überhaupt nicht anstrengend |
| **7** | Extrem leicht |
| **8** | |
| **9** | Sehr leicht |
| **10** | |
| **11** | Leicht |
| **12** | |
| **13** | Etwas anstrengend |
| **14** | |
| **15** | Anstrengend / schwer |
| **16** | |
| **17** | Sehr anstrengend |
| **18** | |
| **19** | Extrem anstrengend |
| **20** | Maximale Anstrengung |

*Abb. 27:* Borg-Skala (Borg, 2004)

Wenn die gleiche Ausdauerbelastung am Ende einer Unterrichtseinheit (z. B. nach 6 bis 8 Wochen) wiederholt wird, kann über das veränderte Herzfrequenzverhalten eine Aussage zur Ausdauerentwicklung getroffen werden. Ist beispielsweise die Herzfrequenz während der Aktivität niedriger, so ist dies ein sicheres Anzeichen eines verbesserten Ausdauervermögens.

*Variante 2:* Walking ist für einen sanften Einstieg in das Ausdauertraining gerade für adipöse oder ausdauerschwache Schüler geeignet. Worauf sollte bei der didaktisch-methodischen Gestaltung der Walking-Unterrichtseinheit geachtet werden? Im Vordergrund steht die Rhythmisierung der zyklischen Bewegung. Hierzu kann eine geeignete Musik mit 115 bis 130 Beats pro Minute unterstützend helfen. Die Schüler sollen dabei versuchen, auf jeden Beat der Musik einen Schritt zu setzen. Gelingt dies, wirkt auf alle Aktiven eine nahezu adäquate Belastung. Ist bei allen Schülern ein natürlicher Schrittrhythmus (kein Passgang) erkennbar, können weitere Merkmale zur Walkingtechnik vermittelt werden. Besonderes Augenmerk ist auf das aktive Abrollen der Füße von der Ferse zum Ballen und das gegengleiche Mitschwingen der eng am Oberkörper angewinkelten Arme zu legen. Die Herzfrequenzmessung sollte vor der Belastung, alle zwei bis drei Minuten während der Belastung und in den ersten drei Erholungsminuten erfolgen. Die Lehrkraft gibt jeweils ein Signal, bei dem die Schüler ihre Herzfrequenz ablesen und ihrem Partner mitteilen. Dabei wird das Walking nicht unterbrochen. Unmittelbar nach Ende der Aktivität wird zusätzlich das subjektive Belastungsempfinden ermittelt. Anschließend wechseln die Gruppen. Ist ausreichend Zeit vorhanden, kann eine zweite Aktivität eventuell auch mit schnellerer Taktvorgabe erfolgen.

### *Laufen im Wohlfühl-Puls*

**Laufen im Wohlfühlpuls**

Ziel dieser Aufgabe ist es, den Wohlfühl-Puls während der Aktivität zu ermitteln. Dazu müssen die Schüler ein geeignetes Lauftempo finden, bei dem sich eine Balance zwischen den Anforderungen und den eigenen Fähigkeiten einstellt. Diesen selbst gewählten Intensitätsbereich sollen die Schüler 5 bis 10 Minuten durchhalten. Die Dauer ist von der Lehrkraft einzuschätzen und vorzugeben. Die Bewegungsaufgabe könnte wie folgt formuliert werden: „Stellt euch vor, ihr müsst eine sehr lange Strecke ohne Pause zurücklegen. Gestaltet euer Lauftempo so, dass ihr euch beim Laufen wohl fühlt!“ Die Herzfrequenz wird am Ende der Laufzeit sowie in der Erholungsphase protokolliert.

Eigene Erfahrungen mit dieser Ausdaueraufgabe haben ergeben, dass es für Schüler meist sehr schwer ist, im „steady state" der Herzfrequenz über eine längere Dauer zu laufen, sich wohl zu fühlen und sich nicht zu überfordern. Oft wird das Tempo zu hoch gewählt und die Aktivität muss vorzeitig abgebrochen werden. Ausdauerschwache und adipöse Schüler sollten zügig walken und nicht laufen.

### *Herzfrequenz bei rhythmischer Aktivität*

Rhythmische Bewegungsprogramme stellen den Oberbegriff für eine ganze Reihe sportlicher Aktivitäten wie Aerobic, Step-Aerobic, Rock'n'Roll oder andere Tänze dar. Schüler weisen bei solchen Aktivitäten eine hohe Eigenmotivation auf. Das koordinative Anspruchsniveau des Stundenteils sollte den Voraussetzungen der Schüler angepasst werden. Diesen Teil kann die Lehrkraft frontal leiten. Es besteht auch die Möglichkeit leistungsstarken Schülern diesen Part zu übertragen. Das Protokollieren der Herzfrequenzwerte erfolgt nach jeder Minute. Am Ende der Sequenz werden wiederum die Erholungsherzfrequenz und das subjektive Belastungsempfinden notiert.

**Rhythmische Aktivitäten**

### *Herzfrequenz beim Sportspiel*

Im Sportunterricht zählt das Spiel bei den meisten Schülern zu den beliebtesten Aktivitäten. Inwiefern es als Mittel zur Ausdauerschulung geeignet ist, wird von der Spielfähigkeit und der Art des Spiels bestimmt. Bei jüngeren Schülern sind Haschespiele oder kleine Sportspiele wie Völkerball empfehlenswert. Bei älteren sollten intensive Sportspiele, wie Basketball, Handball, Fußball oder Unihockey zur Anwendung kommen. Stehen der Lehrkraft keine speicherbaren Herzfrequenzmessgeräte zur Verfügung sollte der Herzfrequenzwert auf dem Display der Herzfrequenzuhr nach jeweils einer Minute abgelesen werden. Die protokollierenden Schüler stellen sich um das Spielfeld herum. Durch ein Signal unterbricht die Lehrkraft nach jeder Minute für einen kurzen Moment das Spiel. Die Aktiven rufen ihrem Partner den Wert zu und nach ca. fünf Sekunden setzt der Spielleiter das Spiel durch ein weiteres Signal fort. Während der Unterbrechung ruht der Ball und die Schüler dürfen keine Spielhandlungen vornehmen. Zum Abschluss wird die Erholungsherzfrequenz nach einer Minute bestimmt, dann erfolgt der Gruppenwechsel. Mit der Herzfrequenzmessung werden die Beanspruchung und die Aktivität der einzelnen Schüler während des Sportspiels deutlich.

**Sportspiele**

### *Herzfrequenz beim Cooper-Test*

Beim Cooper-Test über 12 min eignet sich die Herzfrequenzmessung zur Steuerung der Belastungsintensität. Beanspruchen sich die Schüler bei diesem Test annähernd maximal, wird am Ende des Tests die maximale Herzfrequenz erreicht. Von diesem Wert lassen sich dann Vorgaben für das Ausdauertraining in den unterschiedlichen Belastungsbereichen ableiten (Kap. 6). Wichtig für den Cooper-Test ist es, dass die Schüler die Zeit richtig einschätzen, regelmäßig über die noch zu laufende Zeit informiert werden und das Lauftempo am Anfang nicht zu hoch wählen. Der Test sollte auch paarweise durchgeführt werden, um die Herzfrequenz und die Laufzeit – z. B. alle 400 m – zu protokollieren.

**Cooper-Test**

Darüber hinaus kann die Herzfrequenzmessung bei allen Ausdauertrainingsmethoden (Kap. 7) eingesetzt werden. Auch für das Intervalltraining bietet die Herzfrequenzerfassung vielfältige Informationen, die im Schulsport und im fächerübergreifenden Unterricht ausgiebig diskutiert werden können.

***Auswertung und Interpretation der Ausdaueraufgaben***

Zur Auswertung der Unterrichtseinheiten bieten sich verschiedene Möglichkeiten an. Sinnvoll erscheint eine grafische Darstellung der Herzfrequenzwerte. Zur Übertragung der Daten per Hand in ein Koordinatensystem sollte Millimeterpapier genutzt werden. Zur besseren Veranschaulichung der Kurven sind verschiedene Farben zu wählen. Die grafische Darstellung kann in höheren Jahrgängen auch über ein Softwareprogramm (z. B. MS Excel) erfolgen. Die einfachste Möglichkeit der Auswertung bietet sich beim Einsatz von Herzfrequenzmessgeräten mit Speicherfunktion an. Die Daten in der Herzfrequenzuhr werden über eine Infrarot-Schnittstelle in ein Softwareprogramm des Herstellers übertragen. Das Programm liefert dann unterschiedliche Möglichkeiten der grafischen und tabellarischen Auswertung.

**Auswertung der Unterrichtseinheiten**

Besondere Bedeutung kommt der Interpretation der protokollierten Daten und erstellten Diagrammen zu. Lehrkraft und Schüler sollten sich Zeit für eine gemeinsame Diskussion nehmen. Schüler interessieren sich vor allem für den Vergleich ihrer Daten mit anderen Schülern. Hier muss herausgearbeitet werden, dass die Höhe der Herzfrequenz für sich genommen nichts über die Ausdauerleistungsfähigkeit aussagt und dass es geschlechtsspezifische Unterschiede zwischen Jungen und Mädchen gibt. Folgende Fragen und Aufgabenstellungen können die Diskussion bereichern:

- Gibt es einen Zusammenhang zwischen der Belastungsherzfrequenz und dem subjektiven Belastungsempfinden?
- Welche Aktivitäten waren anstrengend, welche weniger?
- Wie können die Aktivitäten hinsichtlich der Intensität unterschieden werden?
- Wie viele Herzschläge liegt dein Wohlfühl-Puls vom maximalen Puls beim Cooper-Test entfernt? Vergleiche die Differenz mit denen deiner Mitschüler!
- Vergleiche deinen Erholungspuls bei den unterschiedlichen Aktivitäten. Interpretiere die Unterschiede!

## *10.2 Unterrichtseinheit „30 Minuten Laufen ohne Eile“*

**„30 Minuten Laufen ohne Eile“**

In einer 10. Gymnasialklasse führte der Lehrer Fritz Giar (Gießen) im Rahmen eines von der Firma Polar geförderten Projektes eine Unterrichtseinheit zum Thema *„Laufen ohne Eile“* durch. Die Unterrichtseinheit wurde über sechs Doppelstunden geplant und stand unter den Gesichtspunkten der Willensschulung, dem Abbau von Sperren, der Individualisierung und der Differenzierung. Die Pulsmessung erfolgte mit und ohne Herzfrequenzmessgerät. Seine Aufzeichnungen und Anmerkungen werden nachfolgend in verkürzter Form wiedergeben.

**Vorbemerkungen**

Es klingt zunächst provokativ und soll zur Einstimmung auf die folgenden Ausführungen auch so klingen: Die Einstellung der allermeisten Schüler zum Laufen bzw. Ausdauersport in der Schule ist *negativ*! Zurück zu führen ist dies u. a. auf die Erfahrungen, die im ausdauerorientierten Schulsport in der Regel gemacht werden. Die Schulwirklichkeit zeigt nämlich, dass bei einem meist zweistündigen Sportunterricht pro Woche angesichts der Menge der zu vermittelnden Kompetenzen eine Ausdauerleistung in den seltensten Fällen ausreichend vorbereitet wird. Die obligatorische Überprüfung zur Notenfindung (i. d. R. ein 1000-Meter-Lauf, ein 3000-Meter-Lauf, ein 5000-Meter-Lauf, ein Cooper-Test oder ...) führt dann häufig zur Frustration und zu eher durchwachsenen Noten, die ihrerseits zusätzlich demotivieren.

Kurios scheint, dass bei der geschilderten Praxis in der Schule eigentlich jene Ausdauerfähigkeit benotet wird, die sich die Schüler außerhalb des Sportunterrichts aneignen – oder auch nicht. Fakt ist aber auch: Die Fähigkeiten der Schüler vor allem im Grundlagenausdauerbereich sind schlecht, bedenklich oder (stellenweise) gar beängstigend – selten befriedigend, gut oder sehr gut.

Doch darf das nicht verwundern. Denn wer soll die Jugendlichen denn auch zum Ausdauersport verführen? Selbst wenn sie im Verein Basketball, Fußball oder Handball spielen, ist Grundlagenausdauer eigentlich kaum ein Thema. Da wird angesichts knapper Hallenzeiten zumeist in den Bereichen Technik und Taktik trainiert. Also muss hier – und zwar noch mehr als bisher – der Schulsport Akzente setzen.

**Schüler motivieren!**

Auch wenn Anlass dazu vorhanden ist – das Klagen über den körperlichen Zustand der Schüler (meist zusammen mit den Medien) hilft alleine nicht weiter. Vielmehr müssen im gleichen Maße, wie sich die Untersuchungsergebnisse zur Ausdauerleistungsfähigkeit von Kindern und Jugendlichen verschlechtern, die Sportlehrerinnen und Sportlehrer diesen Zustand als Herausforderung begreifen. Um die Schüler etwa zu einem 30-Minuten-Lauf (oder im Zusammenhang anderer Unterrichtseinheiten zu einem Inline-Halbmarathon oder zu einer Halbtages-Tour mit dem Bike) zu *motivieren*, müssen – das ergibt sich aus dem Gesagten – zunächst einmal die vorhandenen skeptischen bis ablehnenden Voreinstellungen durchbrochen werden. Vermutlich ist der Abbau von Sperren sogar die allerwichtigste Aufgabe einer Ausdauereinheit, zumindest an deren Beginn.

**Differenzierung**

Die Schüler müssen zudem merken, dass es dem Sportlehrer um mehr geht, als sie über eine bestimmte Strecke zu „quälen", sie zu überprüfen und zu benoten. Vor allem müssen sie auch spüren, dass sie als „schlechte Sportler" genau so ernst genommen werden wie die guten, schon im Vorfeld motivierten Sportler. Dass sie da abgeholt werden, wo sie sich (motorisch) gerade befinden. Das bedeutet zwangsläufig, dass ein auf Ausdauerkompetenz zielender Unterricht ein *differenziertes* und individualisiertes Angebot unterbreiten muss. Differenzieren lässt sich – z. B. beim Laufen – die Laufzeit, die Laufstrecke, das Lauftempo und auch (so soll es einmal genannt werden) das Laufambiente: also Laufen in der Großgruppe, in Kleingruppen, auf dem Rasenplatz, im Wald, mit Schuhen oder barfuß.

**Individualisierung**

Ganz eng einher mit der Differenzierung geht die *Individualisierung*. Die sportspezifischen Sinnperspektiven sind bei Schülern – bewusst oder unbewusst – äußerst unterschiedlich. Man muss demzufolge dem auf (Höchst-)Leistung Fixierten genau so gerecht werden wie jenem, dem es Spaß macht, mit anderen zusammen zu laufen, sich dabei eventuell zu unterhalten, mithin zu kooperieren. Oder jenem, der etwas für seine Figur (Gewicht) und seine Fitness tun will, der also den gesundheitlichen Aspekt in den Vordergrund stellt.

Dem Erstgenannten muss man am Ende einer Einheit etwa einen Cooper-Test bieten. Man sollte ihm gestatten, sich auch über den Sport zu präsentieren, sich von anderen zu unterscheiden und sich über eine vergleichsweise gute Leistung eine gute Note zu erarbeiten. Bei den anderen ist ein solcher Test gegen die Uhr nicht angebracht. Das Angebot, das wiederum dieser Gruppe gerecht wird – etwa der 30-minütige kommunikative Lauf durch den bunten Herbstwald – ist u. U. dem Cooper-Tester „zu langweilig". Der Umfang von 30 Minuten laufen ist dabei nicht willkürlich genannt worden. 30 Minuten sind nämlich eine Spanne, zu deren Realisierung eigentlich keine wesentlichen trainingsphysiologischen Anpassungen notwendig sind. Eine überschaubare Unterrichtseinheit von ca. sechs Doppelstunden wird hier wohl viel eher die Aufgabe haben, den Willen zu schulen, um diese Zeitvorgabe laufend zu bewältigen. Der Lehrer wird Stunde für Stunde eine hohe Sensibilität dafür entwickeln müssen, was zumutbar ist, was der Motivation zuträglich bzw. ihr nicht abträglich ist. Dabei muss – im Sinne des Prinzips *„vom Leichten zum Schweren"* – in jedem Falle eine ständige Progression des Belastungsumfangs sichtbar sein. Auf diesem Wege wird sich nicht nur immer ein kleines Stück mehr in die Aufgabe verbissen, sondern dieses „kleine Stück mehr" ist es auch, was den Schülern den notwendigen Schub verleiht, um in fester Überzeugung sagen zu können: „Ich kann das schaffen! Ich kann etwas schaffen, was ich bisher noch nicht geschafft habe!"

***Welche Rolle spielt nun ein Herzfrequenzmessgerät bei einer solchen Laufeinheit in der Schule?***

Einige Schüler haben nach ersten Eindrücken Berührungsängste mit dem Messgerät. Sie tun sich schwer, intime Daten wie Herzfrequenzen vor, bei oder nach Belastungen zu outen. Andere merken mit der Zeit, es geht auch ohne eine solche „Uhr". Sie pendeln sich recht schnell in einem Wohlfühl-Bereich ein. Für eine dritte Gruppe allerdings ist ein Herzfrequenzmessgerät ein interessantes Gerät, zumal wenn es die Aufzeichnungen noch über Computer und Drucker greifbar macht. Sie nähern sich – wie auch Erfahrungen mit älteren Schülern zeigen – dem Wohlfühl-Bereich kopfgesteuert, mithin über eine „Pulsuhr". Wobei auch die palpatorische Pulsmessung ähnliche Effekte erzielen kann. Sie ist nur weniger komfortabel und ein Vergleich mit früheren Daten ist auch nicht so leicht möglich.

**1. Stunde**

**Einführung des Ausdauertrainings in das Unterrichtsgeschehen. Bekanntgabe der Zielsetzung für das Ausdauercurriculum.**

| Stundenteil | Mitteilung der Zielvorgabe | Erfahrungsbericht / Feedback der Schüler |
|---|---|---|
| **1. Phase**<br>Vorbesprechung | 30 Minuten ohne Unterbrechung laufen. | Erschreckte Rückfrage: „Wie viel Meter?" In dieser Frage drückt sich die Vorerfahrung mit dem Laufen im Sportunterricht aus. Die Frage wurde zum Anlass genommen, um den Aspekt der Individualisierung und Differenzierung zu betonen: Jeder läuft und entwickelt sich auf der Basis seines bis dato erreichten Leistungsstandes sowie entsprechend seiner persönlichen Zielsetzung (Leistungsverbesserung, Gesundheit, Gewichtsreduzierung, Entspannung, Naturerlebnis etc.). Die Situation entspannte sich, die innere Bereitschaft, sich auf das Projekt einzulassen, stellte sich bei den meisten Schülern ein. |
| **2. Phase**<br>Reflexion | Warum warm laufen?<br>Was passiert beim Warmlaufen? | |
| **3. Phase**<br>Fünf Minuten Warmlaufen | Aufgabe:<br>Ganz leichtes Laufen, kein Gehen (Barfußlaufen erlaubt). | Gut gepflegter Rasen (Fußballplatz). Schüler integrierten ins Laufen selbstständig weitere Übungen (Hopserlauf, Seitgalopp, Rückwärtslaufen etc.). Zwei Drittel zogen Schuhe und Strümpfe aus. |
| **4. Phase**<br>Stretching | Nach Anweisung des Sportlehrers. | |
| **5. Phase**<br>Zeitschätzlauf | Bitte bleibt ziemlich genau nach fünf Minuten stehen und hebt die Hand, wenn ihr glaubt, dass fünf Minuten um sind. Es darf auf dem Rasenplatz hin und zurück oder im Kreis, barfuß oder mit Schuhen gelaufen werden. | Wieder liefen zwei Drittel ohne Schuhe und Strümpfe. Bei der Lösung der Aufgabe zeigte sich eine Streuung zwischen 4 Minuten und 5:30 Minuten. |
| **6. Phase**<br>Kurze Reflexion | Kleines Gespräch über das Herz-Kreislauf-System und dem Trainingseinfluss darauf. Ertasten des Pulses an Hals und Handgelenk. | Erster Versuch der Sensibilisierung für Vorgänge im eigenen Körper beim Sporttreiben. Einführung des Begriffs „Herzfrequenz" neben „Puls". |

| **1. Stunde**<br>**Einführung des Ausdauertrainings in das Unterrichtsgeschehen. Bekanntgabe der Zielsetzung für das Ausdauercurriculum.** | | |
|---|---|---|
| **7. Phase**<br>HF-Schätzlauf | Bitte lauft zwei Minuten mit HF 140 bis 160 Schlägen/min. Beim lang gezogenen Pfiff nach 1:50 min im Laufen den Puls an der Halsschlagader ertasten (also dabei weiter laufen) und beim kurzen lauten Pfiff nach zwei Minuten sofort mit dem Zählen beginnen. | Die Schüler hatten mit der „Technik" der HF-Messung kaum Probleme; die Streuung lag zwischen ca. 120 und 180 Schlägen/min. |
| **8. Phase**<br>Reflexion | Individualisierung und Differenzierung: Hinweise, wer in der folgenden Phase etwas schneller laufen sollte, wer unbedingt langsamer laufen muss. | Viele Schüler neigen wie erwartet dazu, dem Lehrer zeigen zu wollen, wie gut (schnell) sie doch laufen können. Weil Schule halt so ist und weil das schon immer so war. |
| **9. Phase**<br>12-Minuten-Lauf | Lauft in selbst gewählten Gruppen (weniger langweilig), unterhaltet euch beim Laufen (Gefahr der Überforderung ist eingeschränkt), legt Gehpausen ein, wenn ihr glaubt, nicht mehr zu können. | Zwei Drittel liefen barfuß in Längsbahnen oder Runden auf dem Rasenplatz. Sechs Schüler liefen Runden auf der benachbarten Aschenbahn, einer davon absolvierte einen privaten Cooper-Test (ca. 3000 Meter). Etwa die Hälfte der Gruppe legte Gehpausen ein, kein Schüler brach den Lauf vorzeitig ab. Der Cooper-Tester bat mich, ihm in der nächsten Stunde einen „Pulsmesser" mit zu bringen. |
| **10. Phase**<br>Gemeinsames „Ausdehnen"<br>(Cool Down) | Nach Anweisung des Sportlehrers. | |
| **11. Phase**<br>Nachbesprechung | Betonung, dass alle Schüler die gleiche Arbeit verrichtet haben (24 Minuten Laufen). Allgemeines Lob (positive Verstärkung) dafür, dass sie sich bereitwillig auf das Angebot eingelassen haben. | Auf die Frage „Wer fand es schlimm?" ging kein Finger hoch. Die Atmosphäre schien am Ende der Stunde recht entspannt. |

| **2. Stunde**<br>**Die Laufzeit wurde von 24 Minuten (1. Stunde) auf 28 Minuten gesteigert. Die Struktur der Stunde war ansonsten ähnlich der ersten.** | | |
|---|---|---|
| **Stundenteil** | **Mitteilung der Zielvorgabe** | **Erfahrungsbericht / Feedback der Schüler** |
| **1. Phase**<br>Fünf Minuten Warmlaufen | Aufgabe:<br>Ganz leichtes Laufen, kein Gehen (Barfuß-laufen erlaubt). | Gut gepflegter Rasen (Fußballplatz). Schüler integrierten ins Laufen selbstständig weitere Übungen (Hopserlauf, Seitgalopp, Rückwärtslaufen, Armkreisen etc.). Zwei Drittel zogen Schuhe und Strümpfe aus. |
| **2. Phase**<br>Reflexion | Erläuterung der Zielsetzung der Stunde: Leichte Steigerung des Belastungsumfangs, dabei zunehmend lernen, die Belastung so zu dosieren, dass immer weniger bzw. keine Gehpausen mehr erforderlich sind. | Zwei Schüler liefen mit HF-Messgeräten, die HF wurde jeweils aufgezeichnet. |
| **3. Phase**<br>Fünf Minuten Stretching | Von den Schülern gewohnheitsmäßig selbst gestaltet, vom Lehrer überwacht, ergänzt und korrigiert. | |
| **4. Phase**<br>Zeitschätzlauf | Bitte bleibt ziemlich genau nach fünf Minuten stehen und hebt die Hand, wenn ihr glaubt, dass fünf Minuten um sind. Es darf auf dem Rasenplatz hin und zurück oder im Kreis, barfuß oder mit Schuhen gelaufen werden. | Wieder liefen zwei Drittel ohne Schuhe und Strümpfe. Bei der Lösung der Aufgabe zeigte sich eine Streuung zwischen 3:15 min. (ein Schüler) und 5:30 min. (drei bis vier Schüler). Die meisten lagen recht eng an der Vorgabe. |
| **5. Phase**<br>Reflexion | Möglichkeit für Rückfragen und Gedankenaustausch. | Vereinzelt und sehr kurz wurde noch einmal über physiologische Vorgänge gesprochen. |
| **6. Phase**<br>HF-Schätzlauf | Bitte lauft zwei Minuten mit HF 140 bis 160 Schläge/min. Beim lang gezogenen Pfiff nach 1:50 min im Laufen den Puls an der Halsschlagader ertasten (also dabei weiter laufen) und beim kurzen lauten Pfiff nach zwei Minuten sofort mit dem Zählen beginnen. | Die Schüler hatten mit der „Technik“ der HF-Messung wiederum wenig Probleme. Die Streuung lag zwischen ca. 144 und ca. 180 Schlägen/min (im „unteren Bereich“ fand also bereits eine Annäherung an den Vorgabewert von „um die 150 Schläge/min“ statt; zur Erinnerung in der 1. Stunde 120 bis 180 Schläge/min). |

| | | |
|---|---|---|
| **2. Stunde**<br>**Die Laufzeit wurde von 24 Minuten (1. Stunde) auf 28 Minuten gesteigert. Die Struktur der Stunde war ansonsten ähnlich der ersten.** | | |
| **7. Phase**<br>8-Minuten-Lauf | Lauft in selbst gewählten Gruppen oder einzeln, unterhaltet euch beim Laufen (Gefahr der Überforderung ist eingeschränkt), legt Gehpausen ein, wenn ihr glaubt, nicht mehr zu können (5 Minuten Pause). | Zwei Drittel liefen barfuß in Längsbahnen oder Runden auf dem Rasenplatz. Vier Schüler liefen Runden auf der benachbarten Aschenbahn, einer davon (mit HF-Messgerät) mit hoher Intensität (HF-Durchschnitt: 202 Schläge/min, HFmax: 230 Schläge/min), was in der Gruppe reflektiert und problematisiert wurde. Der Schüler mit dem zweiten HF-Messgerät wies einen HF-Durchschnitt von 151 Schlägen/min und eine HFmax von 170 Schlägen/min auf. |
| **8. Phase**<br>8-Minuten-Lauf | Lauft in selbst gewählten Gruppen oder einzeln, unterhaltet euch beim Laufen (Gefahr der Überforderung ist eingeschränkt), legt Gehpausen ein, wenn ihr glaubt, nicht mehr zu können. | Zwei Drittel liefen barfuß in Längsbahnen oder Runden auf dem Rasenplatz. Alle Schüler (auch die Aschenbahnläufer) wählten nun den Rasenplatz. Auch der Schnellläufer wählte nun eine mittlere Intensität (HF-Durchschnitt: 154 Schläge/min, HFmax: 180 Schläge/min in der Endphase). Der zweite Schüler mit dem HF-Gerät (Fußballer) klagte über Belastungsschmerzen in den Beinen in Folge des Fußballtrainings vom vergangenen Abend und pausierte, sodass das HF-Messgerät wechselte. Der nunmehr dritte Schüler mit HF-Gerät hatte am Ende einen HF-Durchschnitt von 155 Schlägen/min und eine HFmax von 170 Schlägen/min. Lediglich ein Schüler musste nach 7 Minuten eine Gehpause einlegen. |
| **9. Phase**<br>Gemeinsames „Ausdehnen“ (Cool-Down) | Nach Anweisung des Sportlehrers. | |
| **10. Phase**<br>Nachbesprechung | Betonung, dass alle Schüler die gleiche Arbeit verrichtet haben (28 Minuten Laufen). Allgemeines Lob (positive Verstärkung) dafür, dass die Umfangssteigerung bewältigt und dass nahezu keine Gehpausen mehr eingelegt wurden. | Die Bereitschaft, sich nach sechs Wochen auf einen 30 Minuten-Lauftest einzulassen, schien mir stärker vorhanden als in der ersten Stunde. Auch schienen mir der Optimismus, das zu schaffen, gestiegen und das Misstrauen gegenüber dem Laufen wieder eine Spur geringer. |
| **11. Phase**<br>Reflexion | Erläuterung der ausgedruckten HF-Kurven der drei Probanden. Betonung des „erfreulichen“ HF-Durchschnitts von ca. 150 Schlägen/min. | Fand in 10 Minuten statt. |

**3. Stunde**

**Die Laufzeit wurde von 28 Minuten (mit drei Pausen) auf 20 Minuten (ohne Pause) gesteigert. Die Stunde begann mit je fünf Minuten Einlaufen (1. Phase) und Stretching (2. Phase) sowie einem 2-minütigen HF-Schätzlauf (3. Phase).**

| Stundenteil | Mitteilung der Zielvorgabe: | Erfahrungsbericht / Feedback der Schüler |
|---|---|---|
| **4. Phase**<br>20-Minuten-Lauf in Form eines 2 x 10-minütigen Wendelaufs | Der Lauf fand im Gelände statt (eben; wassergebundener Weg entlang eines Baches, gesäumt von hohen Bäumen und Büschen). Acht Schüler wurden mit Stoppuhren ausgestattet.<br><br>Aufgabe:<br>Lauft in selbst gewählten Gruppen oder einzeln und legt Gehpausen ein, wenn ihr glaubt, nicht mehr zu können. Dreht, wenn die Stoppuhr zehn Minuten anzeigt, um und lauft im gleichen Tempo zurück. | Einige Schüler fehlten. Von den 23 Anwesenden musste nur ein Schüler etwa 400 Meter vor dem Ziel wegen Seitenstechens eine Gehpause einlegen. Alle anderen erfüllten die Aufgabe. Zwei Schüler trugen HF-Messgeräte und wiesen, wie die Computer-Auswertung zeigte, eine erstaunlich gleichmäßige HF-Kurve mit einem HF-Durchschnitt von 152 bzw. 155 Schlägen/min. auf. Ein Dritter mit HF-Messgerät lief permanent bei etwas über 160 Schlägen/min. Darauf angesprochen, urteilte er: „Ich fühle mich bei dieser HF sehr wohl." Insgesamt kann ein Herzfrequenzmessgerät bereits in dieser Phase des Ausdauertrainings als Korrektiv eingesetzt werden. |
| **5. Phase**<br>Gemeinsames „Ausdehnen" (Cool-Down) | Nach Anweisung des Sportlehrers. | |
| **6. Phase**<br>Nachbesprechung | Betonung, dass alle Schüler die gleiche Arbeit verrichtet haben (20 Minuten Laufen am Stück). Allgemeines Lob (positive Verstärkung) dafür, dass die neue Aufgabe bewältigt wurde und dass (bis auf eine begründete Ausnahme) keine Gehpausen mehr eingelegt wurden. | Die Bereitschaft, sich nach sechs Wochen auf einen 30-Minuten-Lauftest einzulassen, schien angesichts der selbst spürbaren Fortschritte noch einmal verstärkt. Die Skepsis, das schaffen zu können, schwand mehr und mehr der Zuversicht und der Freude, mit einer guten Note belohnt zu werden, vor allem bei denen, die bisher nicht das Prädikat „Sportler" vor sich her trugen. |
| **7. Phase**<br>Reflexion | Erläuterung der ausgedruckten HF-Kurven der drei Probanden. Betonung des „erfreulichen" gleichmäßigen HF-Durchschnitts von ca. 150 Schlägen/min. | Die Reflexion fand in einer zusätzlichen Theorie-Stunde statt. Die vom Computer erstellten Herzfrequenz-Kurven waren bei der Vermittlung des notwendigen theoretischen Hintergrundwissens eine hervorragende und sehr motivierende Grundlage, da sie eigenes (und kein fremdes, irgendwo gewonnenes) Material darstellten. |

**4. Stunde**
**Die Laufzeit wurde von 20 Minuten (ohne Pause) auf 24 Minuten (ohne Pause) gesteigert. Im Sinne der Individualisierung (beim letzten Training hatten einige gefehlt, zwischen dieser und der letzten Trainingseinheit lag die Klassenfahrt) wurde jedoch auch gestattet, bereits nach 18, 20 oder 22 Minuten aufzuhören. Die Stunde begann mit je fünf Minuten Einlaufen (1. Phase) und einem Stretchingprogramm (2. Phase).**

| Stundenteil | Mitteilung der Zielvorgabe: | Erfahrungsbericht / Feedback der Schüler |
|---|---|---|
| **3. Phase** 24-Minuten-Lauf | Der Lauf wurde auf dem Rasenplatz in Form eines Dreieckslaufs durchgeführt, wobei drei Dreiecke „ausgeflaggt" waren mit den Längen 160, 140 und 120 Metern. Es wurde geraten, die „Runden" zu zählen. | Überrundungen im klassischen Sinne wurden vermieden. Zudem stellte sich heraus, dass kürzere Runden als die (verhassten) 400 Meter auf der Aschenbahn viel motivierender waren. Da die Schüler häufiger an Start und Ziel vorbei kamen, konnte auch häufiger über die „Zwischenzeit" informiert werden. Ergebnis: Vier Schüler legten zum Teil mehrere Gehpausen ein. Die meisten wählten die 24-Minuten-Variante und schafften die Zeit in vielen Fällen erstaunlich mühelos. Selbst ohne HF-Messgeräte hatten die Schüler über die bisherigen Trainingseinheiten hinweg schon ein Gespür für die „richtige" Herzfrequenz (also das „richtige" Lauftempo) entwickelt und eine erfreuliche Körpererfahrung gemacht. |
| **4. Phase** Gemeinsames „Ausdehnen" (Cool-Down) | Nach Anweisung des Sportlehrers. | |
| **5. Phase** Nachbesprechung | Palpatorisches Messen des Pulses 5 Minuten nach Belastungsende und Referieren über die Bedeutung bzw. die Aussagekraft eines schnellen Pulsrückgangs nach Belastungsende. Errechnen der zurückgelegten Laufstrecke in 24 Minuten. Eröffnung der Möglichkeit, sich nach Abschluss der sechswöchigen Einheit und weiterem privaten Training in den Herbstferien freiwillig einem 12-Minuten-Lauf (Cooper-Test) unterziehen zu können mit der Chance auf eine zweite gute Note. | Der 30-Minuten-Lauf-Test scheint bei den meisten bereits völlig den Anfangsschrecken verloren zu haben. Es entwickelt sich immer mehr das Bewusstsein: „Das ist zu schaffen!". |

**5. Stunde**

**Die Laufzeit wurde von 24 Minuten (ohne Pause) auf 30 Minuten (ohne Pause) gesteigert. Im Sinne der Individualisierung (beim letzten Training hatten wiederum einige gefehlt oder bereits nach 18 Minuten Schluss gemacht) wurde jedoch auch gestattet, bereits nach 24, 26 oder 28 Minuten aufzuhören. Die Stunde begann mit je fünf Minuten Einlaufen (1. Phase) und einem Stretchingprogramm (2. Phase). Die 3., 4. und 5. Phase wurde weitestgehend analog der 4. Unterrichtsstunde durchgeführt.**

**6. Stunde**

**Überprüfung: „30 Minuten laufen ohne Eile".**

Alle 30 Schüler der Klasse waren anwesend, drei allerdings krank. Gelaufen wurde, da nach starkem Regen das Gras sehr nass war, auf der Aschenbahn. Alle 27 Schüler bewältigten den 30-Minuten-Lauf nahezu spielerisch. Die zurückgelegten Strecken pendelten zwischen 3000 und knapp 6000 Metern.

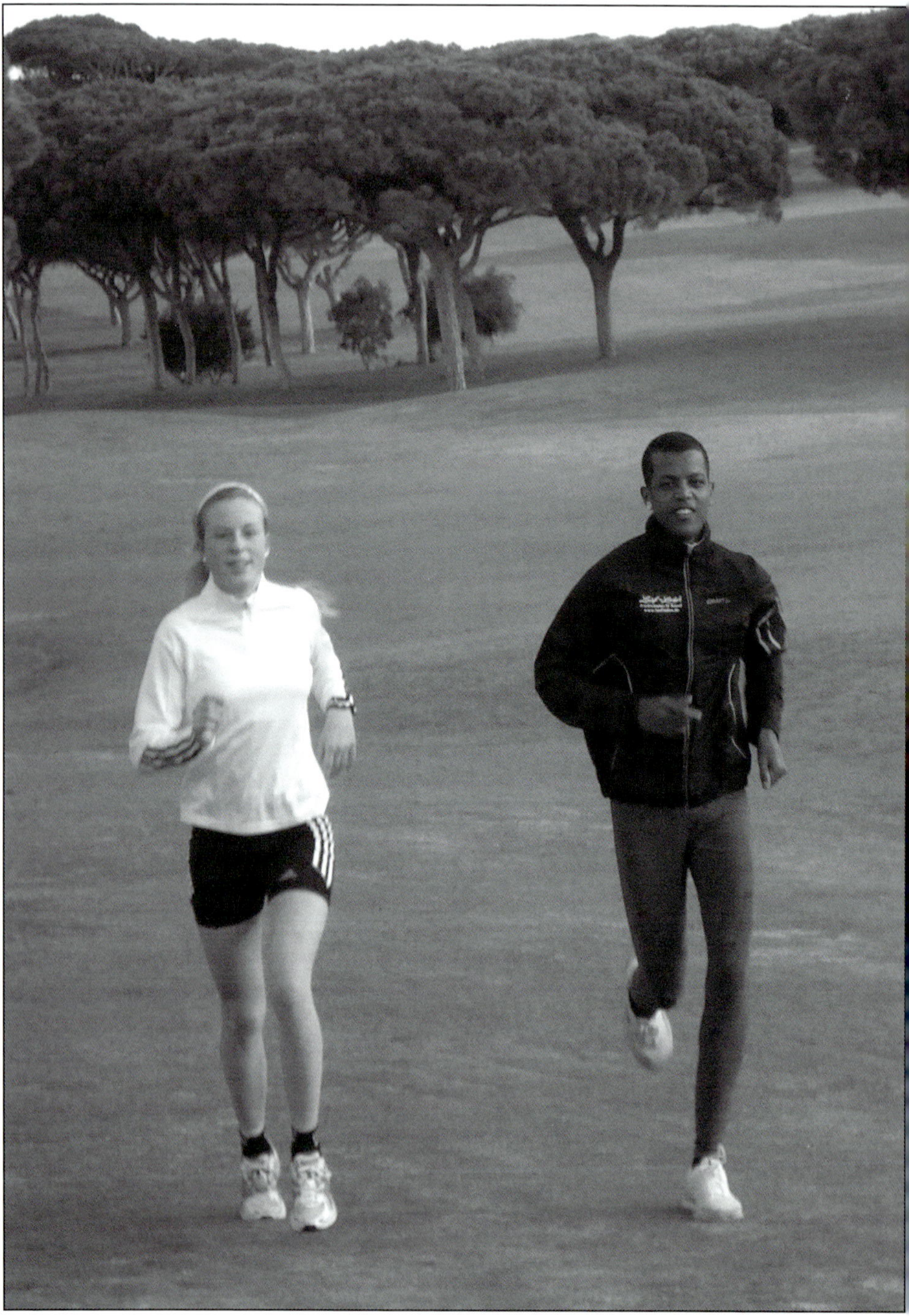

Kapitel

11

# Fächerübergreifende PRAXISideen

## 11 Fächerübergreifende PRAXISideen

Im Schulunterricht ist es von großer Bedeutung inhaltliche Verbindungen unter den Fachrichtungen zu schaffen. Zwischen nahezu allen Fächern lassen sich im Prinzip übergreifende Themen bearbeiten. Die Schüler haben damit die Chance, ein generalisiertes Verständnis über die Bedeutsamkeit von bestimmten Lehrinhalten zu erlangen. Dies fördert die Motivation und Lernbereitschaft und kann zu Veränderungen in bestimmten Verhaltensweisen führen. Fächerübergreifender Unterricht setzt Offenheit und Kooperation mit anderen Lehrkräften der Schule voraus, erfordert Kreativität und einen zusätzlichen zeitlichen Aufwand. Ziel ist es, ein gut aufeinander abgestimmtes Lehr- und Lernkonzept zu einer gemeinsamen Thematik zu entwickeln. Die Schüler sind bei fächerübergreifenden Themen meist sehr engagiert und motiviert. Der Lernerfolg ist beachtlich.

**Fächerübergreifender Unterricht**

Der Sportunterricht stellt als einziges Fach die körperliche Aktivität mit einem unmittelbaren Bezug zur Fitness, Leistungsfähigkeit und Gesundheit in den Mittelpunkt. Gleichzeitig leistet er einen spezifischen Beitrag zur Entwicklung und Förderung von Fairness, Toleranz, Teamgeist und Leistungswillen. Der Schulsport soll allen Kindern und Jugendlichen Freude an der Bewegung vermitteln und die Einsicht, dass Sport sich positiv auf ihr Wohlbefinden auswirkt. Ziel des Sportunterrichts ist es deshalb, ein hohes Maß an Bewegungs-, Gesundheits- und Sozialkompetenz herauszubilden. Die individuelle sportliche Handlungsfähigkeit ist so zu festigen, dass lebenslanges Sporttreiben als Mittel der Erhaltung von Gesundheit sowie körperlicher und geistiger Leistungsfähigkeit erkannt und praktiziert wird. Dazu kann insbesondere ein fächerübergreifender Unterricht beitragen.

**Schulsportunterricht**

Verbindungen zum Sport lassen sich von allen Fächern aus herstellen. Nahe liegend für das Thema *Herzfrequenzmessung im Schulsportunterricht* sind Kooperationen mit den Fächern Biologie, Biochemie, Ernährung und Mathematik. Anatomische und physiologische Grundlagen des Herzkreislauf-Systems, des Atmungssystems, des autonomen Nervensystems, des Energiestoffwechsels, die Bedeutung der Kohlenhydrate, Fette und Eiweiße in der Ernährung des Sportlers und deren Einfluss auf die Herzfrequenz sowie die mathematische Analyse von Herzfrequenzdaten stellen den Bezug zum Thema Herzfrequenz und deren Veränderung durch Training dar. Je nach Art und Weise der Vermittlung dieser Lerninhalte kann das zu einem besseren Gesundheitsverständnis führen und das Bewusstsein für eine gesündere Lebensweise schaffen. Die Anwendung von Herzfrequenzmessgeräten im Sportunterricht kann

**Verbindungen zum Schulsportunterricht**

darüber hinaus zu einer besseren Wahrnehmung und Deutung von Körperreaktionen beitragen. Bei mehrfach wiederholten Messungen und Analysen ist die Herzfrequenz als Biofeedback-Instrument geeignet. Auch typische körperliche Reaktionen auf intensive Belastungsreize wie Muskelschmerzen, Seitenstechen oder Schwitzen können gemeinsam thematisiert werden und zu einem besseren Verständnis der Körperfunktionen führen.

Im Bereich der elektronischen Datenverarbeitung bzw. des Informatikunterrichts in der Schule ließen sich ebenfalls interessante Bezüge zum Sportunterricht herstellen. Mit der Übertragung von gespeicherten Herzfrequenzdaten in Auswertungsprogramme lassen sich hervorragend mathematische Analysen durchführen. Aus physikalischer Sicht ist sicher auch spannend, wie die Herzfrequenz über den Brustsender erfasst und an den Uhrempfänger gesendet wird. Auch die Funktionsweise der Datenübertragung auf den PC mit Hilfe der Infrarottechnik könnte im Physikunterricht das Interesse der Schüler wecken.

**Curriculare Anbindung an Lehrpläne und Rahmenrichtlinien**

Im Folgenden werden beispielhaft Möglichkeiten eines fächerübergreifenden Unterrichts für die Fächer Biologie und Sport anhand der Rahmenrichtlinien und Lehrpläne der Sekundarstufe in Hessen vorgestellt.

**Fächerübergreifender Unterricht am Beispiel Sport und Biologie**

Nach den Rahmenrichtlinien hat das Fach *Biologie* einen Beitrag zur ganzheitlichen Betrachtung von naturwissenschaftlichen Problemen zu leisten. Dies erfordert Denken in Zusammenhängen und fächerübergreifendes Arbeiten. Das Fach Biologie leistet einen Beitrag zum Verständnis von Gesundheit als Ergebnis der eigenen biophysischen und psychischen Voraussetzungen der sozialen Lebenswelt und einer gesunden Umwelt. Dabei wird das Ziel verfolgt, Querverbindungen zwischen Gebieten der Biologie untereinander und zu anderen Fächern zu nutzen, damit aus der Sicht der Naturwissenschaften insgesamt Lösungsmöglichkeiten vernetzter Probleme diskutiert werden können. Die Behandlung fächerübergreifender Themen zeichnet sich aus durch Verflechtungen mit Kenntnissen und Methoden, die in den einzelnen Unterrichtsfächern vermittelt werden. Neben oder anstelle der Übernahme einzelner fächerübergreifender Themen aus dem Angebot in den jeweilig vorliegenden Rahmenrichtlinien können auch andere Themen behandelt werden, soweit in ihnen grundlegende Inhalte verschiedener Themen des Faches Biologie und anderer Fächer in einem ganzheitlichen Zusammenhang stehen.

Gemäß dem Lehrplan Biologie für alle Bildungsgänge in Hessen muss der Biologieunterricht fachübergreifend und fächerverbindend, themenabhängig und projektorientiert ausgerichtet sein. Im Zentrum des Unterrichts steht ein Problem, das die Schüler aus einer Beobachtung abgeleitet haben und das sie versuchen zu lösen.

Beispiel einer fächerübergreifenden Unterrichtseinheit zum Thema Herzfrequenzmessung unter Berücksichtigung der curricularen Vorgaben des Lehrplans Hessen für die Sekundarklasse 5 (erarbeitet von Dr. Frank Reuber, Marburg).

| | |
|---|---|
| 1. **Doppelstunde (Sport)**: | **Thema:** Körperwahrnehmung<br>**Lernziel:** Reaktionsfähigkeiten des Herz-Kreislauf- und Atmungssystems wahrnehmen und kennenlernen<br><br>• Schüler bekommen Spielkarten, auf denen kleine Sportspiele erklärt werden. Schüler gestalten ihre Spielintensität selbst und drücken ihre Befindlichkeit aus (Befragung).<br>• Wie kann ich meine Anstrengung/Belastung noch feststellen bzw. besser beschreiben?<br>• Palpatorische Pulsschlagmessung als Instrument der Beanspruchungsmessung. |
| 2. **Doppelstunde (Biologie)**: | **Thema:** Ermittlung eines Fahrplans anhand einer MindMap<br>**Lernziel:** Sammeln und systematisches Ordnen von themenbezogenen Fragen<br><br>• Diskussion über die durchgeführte Sportstunde, Sammeln von Fragen.<br>• MindMap: Welche Fragen muss ich erarbeiten, um herauszufinden wieso Puls und Atmung bei körperlicher Anstrengung ansteigen? |
| 3. **Doppelstunde (Sport)**: | **Thema:** Umgang mit dem Herzfrequenzmessgerät<br>**Lernziel:** Messen lernen<br><br>• Schüler wählen die beliebtesten Sportspiele aus (Motivation) und messen hierbei ihren Puls über Palpation.<br>• Motivierende Einführung der Pulsmessung mit einfachen Herzfrequenzmessgeräten. |

| | |
|---|---|
| **4. Doppelstunde (Biologie):** | **Thema:** Das Herz<br>**Lernziel:** Aufbau des Herzens verstehen (Modell, Experiment, z. B. Schweineherz)<br><br>• Besprechung der MindMap und Beginn der Erarbeitung wichtiger Inhalte zum Thema Herz. |
| **5. Doppelstunde (Sport):** | **Thema:** Unterschiedliche Belastungen erfahren und „messen"<br>**Lernziel:** Puls als belastungsabhängige Größe verstehen lernen<br><br>• Zirkel mit unterschiedlichem Beanspruchungsgrad – Messen und Protokollieren der Herzfrequenz.<br>• Einführung von Entspannungsübungen – Messen und Protokollieren der Herzfrequenz.<br>• Wie reagiert bei wem die Herzfrequenz auf welche Belastung? |
| **6. Doppelstunde (Biologie):** | **Thema:** Verbindung von Theorie und Praxis 1<br>**Lernziel:** Über die Anbindung an die Praxis Hinweise zur Funktion des Herzens finden und in Beziehung setzen können<br><br>• Warum steigt die Herzfrequenz?<br>• Welche Aufgaben hat das Herz? |
| **7. Doppelstunde (Biologie):** | **Thema:** Verbindung von Theorie und Praxis 2<br>**Lernziel:** Körper- und Lungenkreislauf in Beziehung setzen können<br><br>• Erarbeitung der Beziehung zwischen Körper- und Lungenkreislauf.<br>• Simulationsexperimente über den Computer. |
| **8. Doppelstunde (Sport):** | **Thema:** Messen mit System<br>**Lernziel:** Die Veränderung der Herzfrequenz bei unterschiedlicher Belastung des Körpers biologisch erklären und in Beziehung zu sportlichen Aktivitäten setzen können<br><br>• Herzfrequenz zu Beginn, während und nach einer Belastung in Partnerarbeit messen und protokollieren.<br>• Unterschiedliche Belastungsphasen installieren, z.B. spielerische Belastung, Entspannung, gleichmäßige Laufbelastung etc.<br>• Besprechung der Ergebnisse und Diskussion über die Vorgänge im Körper sowie den Umgang und die Einsatzmöglichkeiten eines Herzfrequenzmessgerätes. |

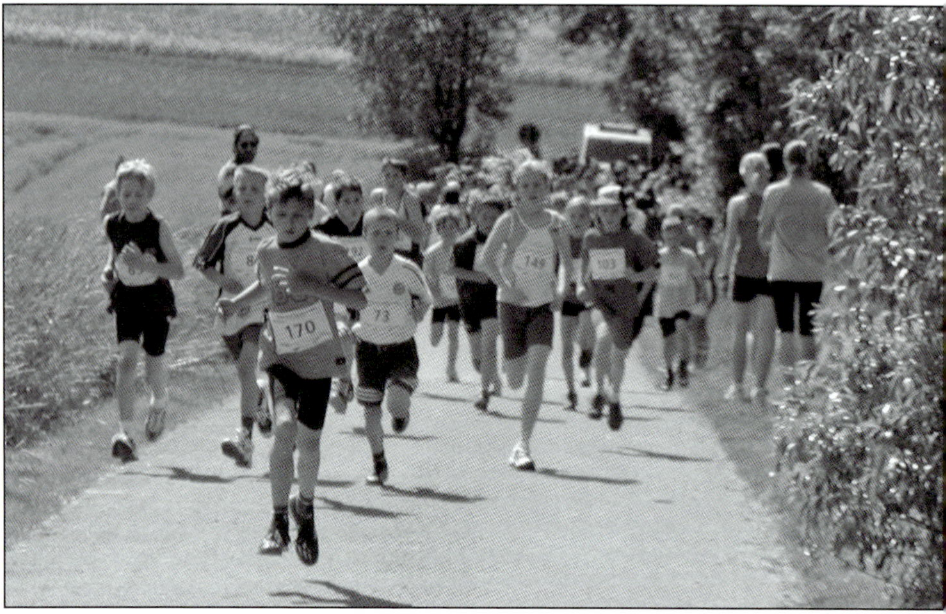
170
73
149
103

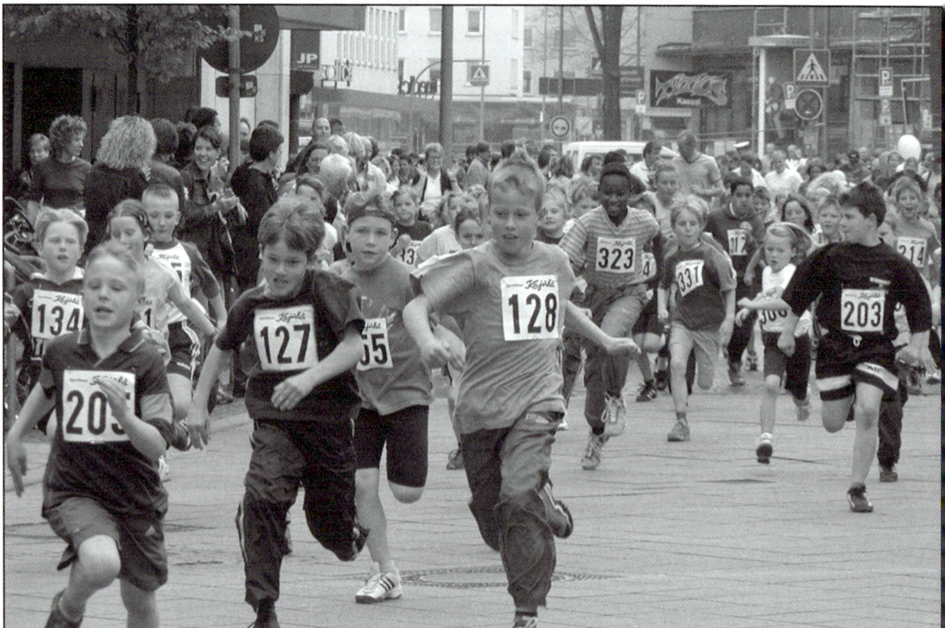
134
127
128
323
337
203
214

Kapitel

12

# Literaturverzeichnis

## 12 Literaturverzeichnis

Altorfer, R., Bonfranchi, R., Bürgi, A., Eisenring, D., Hunziker, R., Meier, M.-K., Weber, P.-A., Weber, R. & Wehrlin, J. (2002). Ausdauer vielseitig trainieren. *Mobile Praxis, 17* (3), 1–16.

Beck, J. & Bös, K. (1995). *Normwerte motorischer Leistungsfähigkeit*. Köln: Sport und Buch Strauß.

Betz, M. (1993). *Triathlon im Kindesalter*. Hamburg: Czwalina.

Bloss, H.A. (1989). *Fitness-Lexikon*. Düsseldorf: ADMOS Media GmbH.

Bormann, T., Pahlke, U. & Peters, H. (1981). Blutlaktatkonzentrationen nach Wettkampfbelastungen im Schwimmen und Laufen bei 9-jährigen Kindern. *Medizin und Sport, 21*, 198–201.

Bös, K. (2001). *Handbuch motorische Tests*. Göttingen: Hogrefe.

Chawalbinska-Moneta, J. & Hanninen, O. (1989). Effect of active warming-up on thermoregulatory, circulatory and metabolic responses to incremental exercise in endurance-trained athletes. *International Journal of Sports Medicine, 10*, 25–29.

Conconi, F., Grazzi, G., Casoni, I., Guglielmini C., Borsetto, C., Ballarine, E., Mazzoni, G., Patracchini, M. & Manfredini, F. (1996). The Conconi test: methodology after 12 years of application. *International Journal of Sports Medicine, 17*, 509–519.

Conconi, F., Ferrari, M., Ziglio, P.G., Droghetti, P., Borsetto, C., Casoni, J., Cellini, M. & Paolini, A. R. (1984). Determination of the anaerobic threshold by a noninvasive field test in running and other sport activities. In N. Bachl (Hrsg.), *Current Topics in Sports Medicine,* S. 271–281. Wien: Lippincott Williams & Wilkins.

Conconi, F., Ferrari, M., Ziglio, P. G., Droghetti, P. & Codeca, L. (1982). Determination of the anaerobic threshold by a noninvasive field test in runners. *Journal of Applied Physiology: Respiratory, Environmental and Exercise Physio*logy, *52* (4), 869–873.

Cooper, K.H . (1970). *The New Aerobics*. New York: Evans & Co.

Cooper, K.H. (1984). *Bewegungstraining*. Frankfurt: Limpert.

Dordel, S. & Bernoteit, M. (1981). Ausdauer bei 8- bis 9-Jährigen. Ein Beitrag für die Auswahluntersuchung für das Schulsonderturnen. *sportunterricht, 30*, 345–350.

Dordel, S., Koch, B. & Graf, C. (2008). *CHILT-B: Bewegungsförderung*. Dortmund: Modernes Lernen.

Erikksson, B. O. & Saltin, B. (1974). Muscle metabolism during exercise in boys aged 11 to 16 years compared with adults. *Acta paediatrica Belgica, 28*, 257–265.

Faude, O., Nowacki, P. E. & Urhausen, A. (2004). Vergleich ausgewählter (unblutiger) Testverfahren zur Bestimmung der kardiopulmonalen Ausdauer bei Schulkindern. *Deutsche Zeitschrift für Sportmedizin, 55* (9), 232–236.

Frommann, B. (2006). *Wilde Spiele, Praxisideen – Schriftenreihe für Bewegung, Spiel und Sport*. Schorndorf: Hofmann.

Harre, D. (2003). Training der Ausdauer. In G. Schnabel, D. Borde, A. Harre (Hrsg.), *Trainingswissenschaft,* S. 315–329. Berlin: Sportverlag.

Hollmann, W. & Hettinger, T. (2000). *Sportmedizin. Grundlagen für Arbeit, Training und Präventivmedizin*. New York: Schattauer.

Hottenrott, K. (1993). *Trainingssteuerung im Ausdauersport*. Czwalina: Hamburg.

Hottenrott, K. (2004). *Ausdauertraining mit System*. Winsen: Dr. Loges.

Hottenrott, K. (2006). *Trainingskontrolle mit Herzfrequenzmessgeräten*. Aachen: Meyer & Meyer.

Hottenrott, K. & Neumann, G. (2007). Geschlechtsspezifität der Trainingsherzfrequenz bei Ausdauerbelastungen. *Deutsche Zeitschrift für Sportmedizin, 58* (7–8), 275.

Hottenrott, K. & Neumann, G. (2008). *Methodik des Ausdauertrainings*. Schorndorf: Hofmann.

Hottenrott, K. & Zülch, M. (2004). *Ausdauertrainer – Fitness und Gesundheit*. Reinbek: Rowohlt.

Israel, S. (1982). *Herzschlagfrequenz im Sport*. Barth: Leipzig.

Joch, W. & Ückert, S. (1999). *Grundlagen des Trainierens*. Münster: Lit-Verlag.

Jonath, U. & Krempel, R. (1981). *Konditionstraining. Training, Technik, Taktik*. Reinbek: Rowohlt.

Karvonen, J. & Vuorimaa, T. (1988). Heart rate and exercise intensity during sports activitics. Practical application. *Sports Medicine, 5*, 303–312.

Katzenbogner, H. (2006a). Kinderleichtathletik – Mit Freude zur Ausdauer Teil 2. *Leichtathletiktraining, 17* (4), 25–29.

Katzenbogner, H. (2006b). Kinderleichtathletik – Mit Freude zur Ausdauer Teil 3. *Leichtathletiktraining, 17* (5), 38–39.

Katzenbogner, H. & Martin, K. (2006). Kinderleichtathletik – Mit Freude zur Ausdauer Teil 1. *Leichtathletiktraining, 17* (2+3), 21–33.

Katzenbogner, H. & Medler, M. (2003). *Spielleichtathletik – Teil 1 „Laufen und Werfen"*. Flensburg: Sportbuch-Verlag.

Kosel, A., Wnuck, A. & Breithecker, D. (2003). *Kindergarten in Bewegung. Grundlagen für Gesundheit und Bewegungssicherheit*. Andernach: Unfallkasse Rheinland-Pfalz.

Lange, H. (2002). Laufen im Sportunterricht. *Sportpraxis, 43* (2), 13–19.

Laukkanen R. (1993). *Development and Evaluation of a 2-km Walking Test for Assessing Maximal Aerobic Power of Adults in Field Conditions*. Doctoral Dissertation. Kuopio University, Publications D. Medical Sciences 23.

Laukkanen, R. & Hynninen, E. (1997). *Guide for the UKK Institute 2-km walking Test*. UKK Institute. 5th rev. ed. Tampere.

Laukkanen, R., Kukkonen-Harjula, K., Oja, P., Rasanen, M. & Vuori, I. (2000). Prediction of change in maximal aerobic power by the 2-km walk test after walking training in middle-aged adults. *International Journal of Sports Medicine, 20*, 113–116.

Martin, D., Carl, K. & Lehnertz, K. (1993). *Handbuch Trainingslehre*. Schorndorf: Hofmann.

Martin, D., Karoß, S., König, K. & Simshäuser, H. (1994). *Handbuch vielseitige sportartübergreifende Grundausbildung. Trainingsmodelle für die Talentaufbaugruppen*. Wiesbaden: HIBS.

Martin, D., Nicolaus, J., Ostrowski, C. & Rost, K. (1999). *Handbuch Kinder- und Jugendtraining*. Schorndorf: Hofmann.

Master, A. M. & Oppenheimer, E. T. (1929). A simple exercise tolerance test for circulatory efficency with standard tables for normal individuals. *American Journal of Medicine and Science, 177*, 223–243.

Medler, M. (1998). *Ausdauerlauf in der Schule*. Flensburg: Sportbuch-Verlag.

Mellerowicz, H. (1979). *Ergometrie*. München: Urban & Schwarzenberg.

Murer, K. (1991). *1003 Spiel- und Übungsformen in der Leichtathletik*. Schorndorf: Hofmann.

Neumann, G. & Hottenrott, K. (2002). *Das große Buch vom Laufen*. Aachen: Meyer & Meyer.

Neumann, G., Pfützner, A. & Hottenrott, K. (2000). *Alles unter Kontrolle: Ausdauertraining*. Aachen: Meyer & Meyer.

Oja, P., Laukkanen, R., Pasanen, T., Tyry, T. & Vuori, I. (1991). A 2-km walking test for assessing the cardiorespiratory fitness of healthy adults. *Internatinal Journal of Sports Medicine, 12*, 356–362.

Oltmanns, K. (1995). *Arbeitshilfen Spiel – Leichtathletik 1*. Dortmund: Grafia-Druck.

Pollock, M.L., Gaesser, G. A., Butcher, J. D., Després, J.-P., Dishman, R. K., Franklin, B. A. & Garber, C. E. (1998). ACSM position stand. *Medicine and Science in Sports and Exercise, 30* (6), 975–991.

Rost, R. (1990). *Herz und Sport* (Band 22). Erlangen: Perimed.

Rost, R. & Hollmann, W. (1982). *Belastungsuntersuchungen in der Praxis*. Stuttgart, New York: Thieme.

Schnabel, G., Harre, D., Krug, J. & Borde, A. (2003). *Trainingswissenschaft*. Berlin: Sportverlag.

Schneider, F.J. (2002). Revision des Cooper-Tests. *sportunterricht, 51* (5), 139–147.

Scholich, M. (1982). *Kreistraining*. Berlin: Sportverlag.

Tanaka, H., Monahan, K. D. & Seals, D. R. (2001). Age-predicted maximal heart rate revisited. *Journal of the American College of Cardiology, 37*, 153–156.

Weineck, J. (2007). *Optimales Training*. Balingen: Spitta.

**Internetquellen:**

Dober, R. (2007, 10. Mai). *Laufausdauer trainieren im Sportunterricht*. Zugriff am 15. August 2007 unter http://www.sportpaedagogik-online.de/leicht/trainaus.html.

Hepperle, D. (2007, 10. August). *Einfluss von sportlicher Betätigung und gesunder Lebensweise auf das Immunsystem*. Zugriff am 15. August 2007 unter http://www.lehrer.uni-karlsruhe.de/~za343/osa/fu/12spbio1.htm.

Hirling, H. (2007a, 10. August). *Entspannungsspiele, Kooperationsspiele und weitere Spiele*. Zugriff am 15. August 2007 unter http://www.gruppenspiele-hits.de/sonstige-spiele.html#Entspannungsspiele.

Hirling, H. (2007b, 10. August). *Entspannungsspiele*. Zugriff am 15. August 2007 unter http://www.praxis-jugendarbeit.de/spielesammlung/entspannungsspiele-ruhe-entspannung.html.

**Bildnachweis:**

Helmut Schaake, Kirchhain (Seite 32, 41, 76, 172 unten)

Kuno Hottenrott, Kassel